Ratgeber Stimmenhören und andere akustische Halluzinationen

Ratgeber zur Reihe Fortschritte der Psychotherapie
Band 55

Ratgeber Stimmenhören und andere akustische Halluzinationen

Dr. Björn Schlier, Annika Bremenkamp

Die Reihe wird herausgegeben von:

Prof. Dr. Martin Hautzinger, Prof. Dr. Tania Lincoln, Prof. Dr. Jürgen Margraf, Prof. Dr. Winfried Rief, Prof. Dr. Brunna Tuschen-Caffier

Die Reihe wurde begründet von:

Dietmar Schulte, Klaus Grawe, Kurt Hahlweg, Dieter Vaitl

Björn Schlier
Annika Bremenkamp

Ratgeber Stimmenhören und andere akustische Halluzinationen

Informationen für Betroffene und Angehörige

hogrefe

Dr. Björn Schlier, geb. 1988. 2009–2014 Studium der Psychologie in Hamburg. 2014–2019 wissenschaftlicher Mitarbeiter Arbeitsbereich klinische Psychologie und Psychotherapie an der Universität Hamburg. 2019 Promotion. 2015–2021 Ausbildung zum Psychologischen Psychotherapeuten (VT). 2018–2019 klinische Tätigkeit im Zentrum für Psychosoziale Medizin am Agaplesion Diakonieklinikum Rotenburg. Seit 2019 wissenschaftlicher Mitarbeiter an der Universität Hamburg.

Annika Bremenkamp, geb. 1988. 2006–2009 Ausbildung zur Gesundheits- und Krankenpflegerin. Seit 2009 auf einer akut psychiatrischen Station im Agaplesion Diakonieklinikum Rotenburg im Zentrum für Psychosoziale Medizin tätig. 2018–2021 akademische Fachweiterbildung zur Psychiatriefachpflegerin am Klinikum Bremen Ost. Seit 2021 freiberuflich als Dozentin tätig.

Bibliografische Information der Deutschen Nationalbibliothek
Die Deutsche Nationalbibliothek verzeichnet diese Publikation in der Deutschen Nationalbibliografie; detaillierte bibliografische Daten sind im Internet über http://dnb.dnb.de abrufbar.

Hogrefe Verlag GmbH & Co. KG
Merkelstraße 3
37085 Göttingen
Deutschland
Tel. +49 551 999 50 0
Fax +49 551 999 50 111
info@hogrefe.de
www.hogrefe.de

Umschlagabbildung: © Getty Images / mmatasic
Satz: Franziska Stolz, Hogrefe Verlag GmbH & Co. KG, Göttingen
Druck: mediaprint solutions GmbH, Paderborn
Printed in Germany
Auf säurefreiem Papier gedruckt

1. Auflage 2023

(E-Book-ISBN [PDF] 978-3-8409-3076-8; E-Book-ISBN [EPUB] 978-3-8444-3076-9)
ISBN 978-3-8017-3076-5
https://doi.org/10.1026/03076-000

Inhalt

Vorwort

Haben Sie schon einmal jemanden Ihren Namen sagen hören, aber, als Sie sich umgesehen haben, festgestellt, dass Sie niemand gerufen hat? Haben Sie vor dem Einschlafen nach einem langen anstrengenden Tag schon einmal bemerkt, dass Ihre Gedanken besonders lebhaft waren und fast so real, als würden Sie sie aussprechen? Die meisten von uns haben so etwas oder Ähnliches schon einmal erlebt. Vielleicht ist man kurz verwundert. Aber dann kommt man schnell zu dem Schluss, dass man sich verhört hat oder dass die eigenen Gedanken einem einen Streich spielen. Für manche von uns ist das Hören von Stimmen aber etwas Regelmäßigeres. Vielleicht sogar ein ständiger Begleiter im Leben. Solche unsichtbaren Begleiter können eine Unterstützung sein, aber auch eine Belastung – besonders, wenn sie stören oder wenn sie negative, verletzende Dinge sagen. Wenn Sie sich selbst in letzterer Beschreibung wiedererkennen, dann ist dieser Ratgeber genau das Richtige für Sie.

Im Kern richtet sich dieser Ratgeber direkt an Menschen, die Stimmen oder andere akustische Halluzinationen hören und sich über diese besondere Erfahrung weiter informieren möchten. Menschen, die ganz gezielt nach Wegen suchen, wie sie besser mit ihrem Stimmenhören bzw. akustischen Halluzinationen umgehen können. Außerdem soll dieser Ratgeber die Möglichkeit bieten, dass sich Angehörige von Menschen mit Stimmen oder anderen akustischen Halluzinationen über dieses Phänomen informieren können. Hierbei ist es uns wichtig, neben den Informationen über Stimmen und andere akustische Halluzinationen auch noch ein paar hilfreiche Hinweise zu geben, wie Angehörige eine unterstützende Rolle einnehmen können.

Wie wir auf den ersten Seiten des Ratgebers darstellen werden, ist Stimmenhören zwar die häufigste, aber nicht die einzige Form von akustischen Halluzinationen. Deshalb drehen sich Beispiele und veranschaulichende Erklärungen im Ratgeber häufig um Stimmen. Der Großteil der Informationen und Strategien zur Selbsthilfe gilt jedoch allen Formen von akustischen Halluzinationen. Im Text sprechen wir daher vereinheitlicht immer von „Stimmen/Halluzinationen“, wenn alle Arten akustischer Halluzinationen gemeint sind. Einzelne Teilabschnitte beziehen sich hingegen nur auf das Stimmenhören.

Schließlich ist es uns wichtig, dass Sie nachvollziehen können, woher die wissenschaftlichen Ergebnisse, Zahlen und Statistiken kommen, die wir Ihnen hier präsentieren. Daher haben wir im Text immer dann einen Quellenverweis in Klammern eingefügt, wenn wir Forschungsergebnisse von anderen wiedergeben. Im Anhang auf Seite 74 finden Sie ein Verzeichnis der zitierten Literatur.

Hamburg, im Januar 2023

Björn Schlier und
Annika Bremenkamp

1 Stimmenhören und akustische Halluzinationen – Was ist das?

Musik in den Ohren, die außer mir keiner hören kann. Stimmen, die zu mir oder über mich sprechen, ohne dass jemand anderes im gleichen Raum ist. Seltsame Geräusche, wie z. B. Knacken, Pfeifen oder Piepen tauchen immer wieder auf – aber nur ich bemerke es. All das können Halluzinationen sein.

Halluzinationen sind Wahrnehmungen, die völlig real wirken, jedoch nicht durch äußere Reize (z. B. Personen, Tiere, Gegenstände) entstanden sind.

Halluzinationen können auf jedem Sinneskanal auftreten. Nicht nur das Hören kann betroffen sein (akustische Halluzinationen), auch das Sehen (visuelle Halluzinationen). Ebenso gibt es Halluzinationen des Geruchs- oder Geschmackssinns (gustatorische bzw. olfaktorische Halluzinationen) oder der Körperwahrnehmung. Die häufigste Form der Halluzination ist aber die akustische Halluzination. Hiervon ist die weitverbreitetste das Stimmenhören. In Abbildung 1 sind einige Beispiele für Stimmenhören aufgeführt.

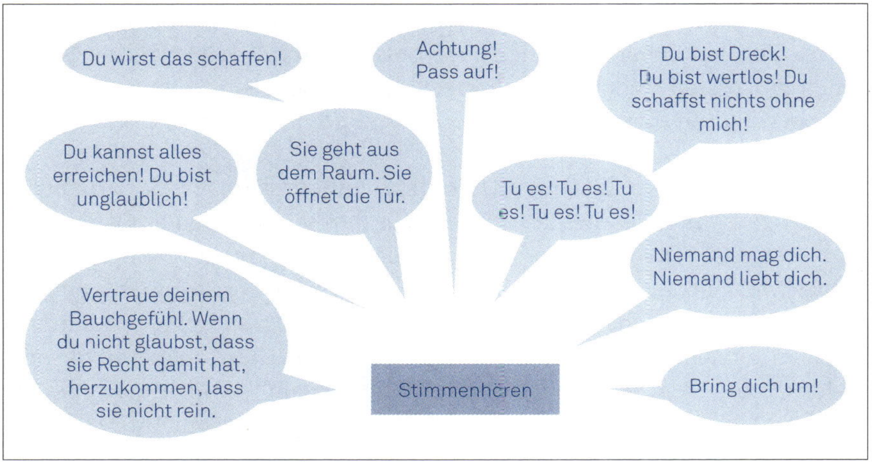

Abbildung 1: Beispiele für Stimmenhören

1.1 Wie äußern sich Stimmen und andere akustische Halluzinationen?

Zwischen den Stimmen/Halluzinationen, die verschiedene Menschen erleben, kann es erhebliche Unterschiede geben. Einerseits können sie danach unterschieden werden, wie häufig sie auftauchen, wie lange sie andauern, wie laut sie sind und woher man sie hört (im Kopf oder von außen kommend). Andererseits können sie nach ihrem Inhalt unterschieden werden. Grundsätzlich wird dabei zunächst zwischen Stimmen und nichtverbalen bzw. nonverbalen akustischen Halluzinationen (z. B. Geräusche, Musik) unterteilt. Für das Stimmenhören speziell gibt es dann noch weitere Unterscheidungen. Zum Beispiel danach, was die Stimmen inhaltlich sagen, wie sie es sagen und in welcher Person sie sprechen (Ich-Form, Du-Form, Er-/Sie-Form). Betrachtet man, welche der verschiedenen Eigenschaften und Qualitäten von Stimmen und akustischen Halluzinationen besonders häufig zusammen auftreten, kann man grob vier unterschiedliche Typen bzw. Formen unterscheiden (McCarthy-Jones et al., 2014; vgl. Abbildung 2). Am häufigsten ist das Hören von Stimmen wie in einem Gespräch. Die Stimme spricht die oder den Hörenden entweder direkt an oder spricht über etwas (z. B. über die hörende Person). Danach, aber schon deutlich weniger häufig, kommen die nonverbalen akustischen Halluzinationen. Das sind Halluzinationen, die sich nicht sprachlich äußern, sondern z. B. in Form eines Summens oder eines Brabbelns. Die übrigen, selteneren Typen sind wieder Sonderformen von Stimmen, deren Ursprung sich deutlicher einordnen lässt, entweder durch eine Nähe zu den eigenen bewussten Gedanken (Stimmen, die eigene Gedanken wiederholen) oder zu früheren Erlebnissen der Hörenden („Replay-Stimmen“).

Schaut man sich nun die Gruppe der Stimmenhörenden genauer an, finden sich einige Merkmale, die für die Mehrheit der Betroffenen gilt (McCarthy-Jones et al., 2014): Die meisten erleben eine überschaubare Menge von ein bis vier verschiedenen Stimmen. Für etwa ein Viertel der Stimmenhörenden sind es aber auch so viele verschiedene Stimmen, dass sie keine genaue Zahl angeben können. Stimmen sprechen am häufigsten in der Lautstärke von normalen Gesprächen. Sehr leise, flüsternde Stimmen und sehr laute, schreiende Stimmen sind eher die Ausnahme. Für die meisten Menschen (60 %) dauert das Stimmenhören stundenlang an, für manche sind es Minuten (31 %) oder gar Sekunden (12 %). Was die Stimmen sagen, wiederholt sich meistens oder

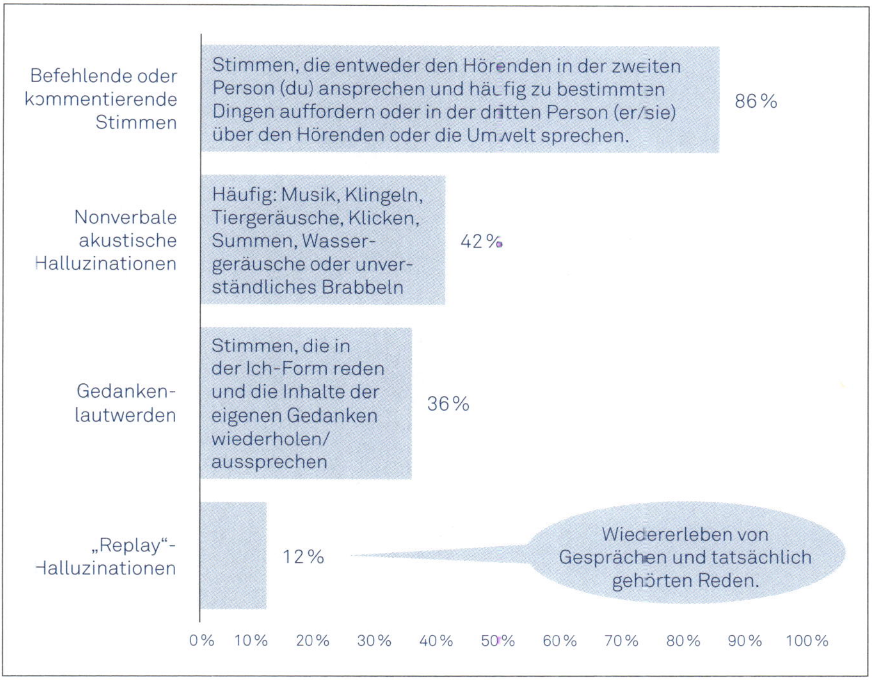

Abbildung 2: Typische Formen von akustischen Halluzinationen und wie häufig sie vorkommen (McCarthy-Jones et al., 2014)

dreht sich um bestimmte, oftmals persönlich sehr wichtige Themen. Der Inhalt und der Tonfall einzelner Stimmen werden dabei einerseits oft als „abwertend" (67 %), „bedrohlich" (54 %), „beleidigend" (61 %) oder „kritisch" (65 %) beschrieben. Andererseits haben viele Betroffene aber auch „hilfreiche" Stimmen (45 %), „inspirierende" Stimmen (40 %) oder „wohlwollende Berater-Stimmen" (49 %).

1.2 Wie häufig treten Stimmen/Halluzinationen auf?

Aus zahlreichen Studien weiß man heute, dass recht viele Menschen Stimmen/Halluzinationen hören (Beavan, Read & Cartwright, 2011). Je nachdem,

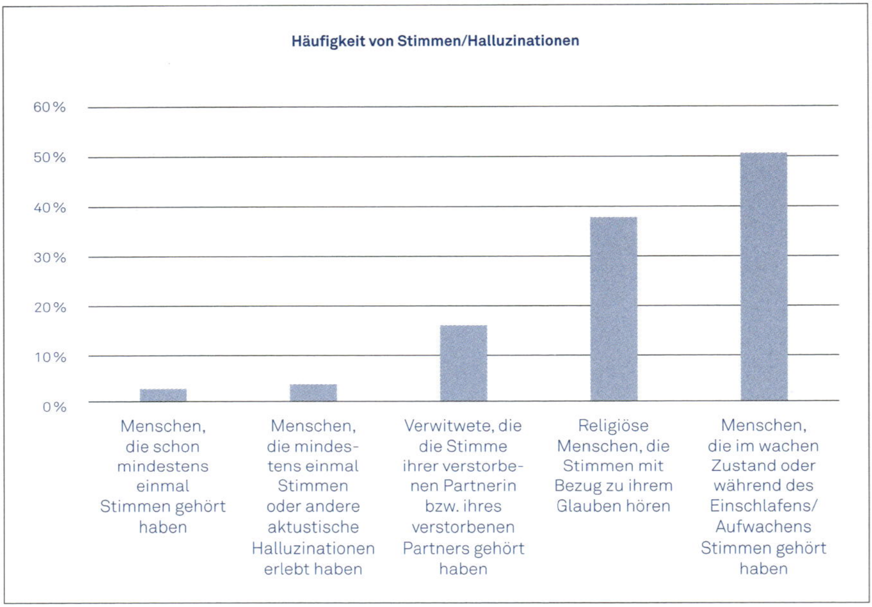

Abbildung 3: Wie viele Menschen erleben Stimmen/Halluzinationen? (Beavan et al., 2011; Dein & Littlewood, 2007)

wer und nach welcher Art von Stimmen oder akustischen Halluzinationen gefragt wird, können die Antworten dabei überraschend weit auseinandergehen (vgl. Abbildung 3).

Werden zufällig ausgewählte Menschen danach gefragt, ob sie schon mindestens einmal im Leben bei vollem Bewusstsein Stimmen gehört haben, bejahen das im Schnitt etwa 2,8 % (die Zahlen schwanken hier von Studie zu Studie, manche Schätzungen kommen sogar auf knapp jeden zehnten Menschen). Fragt man nach akustischen Halluzinationen allgemein (Stimmen oder andere Geräusche), liegt der Wert im Schnitt bei 3,9 %. Lässt man bei der Frage nach Stimmen und anderen akustischen Halluzinationen auch Erlebnisse kurz vor dem Schlafen oder während des Aufwachens gelten, explodiert der Anteil derer, die das schon einmal erlebt haben, auf zwischen 45 % bis 84 %.

Bestimmte Lebensereignisse oder Umstände führen ebenso dazu, dass Menschen vermehrt Stimmen/Halluzinationen wahrnehmen: So berichten streng gläubige Menschen häufig von spirituellen Erfahrungen, die einem Stimmenhören gleichkommen (z. B., dass eine Stimme auf ihr Gebet antwortet; Dein & Littlewood, 2007). Außerdem erleben verwitwete Menschen häufig eine bestimmte Form von Stimmen: Zwischen 13 % bis 30 % berichten, die Stimme ihrer verstorbenen Ehepartnerin bzw. ihres verstorbenen Ehepartners zu hören.

1.3 Bei wem treten Stimmen und andere akustische Halluzinationen auf?

Betrachtet man genauer, wer alles zu der Gruppe der Menschen gehört, die Stimmen/Halluzinationen erleben, wird zunächst eines deutlich: Längst nicht alle von ihnen benötigen professionelle Hilfe. Selbst unter den drei bis vier Prozent der Menschen aus der Gesamtbevölkerung, die Stimmen/Halluzinationen im engeren Sinn erleben, haben nicht alle zugleich psychische Probleme oder eine psychische Störung. Nur ein Teil dieser Menschen erlebt ihre Stimmen/Halluzinationen als eine Belastung, die psychisches Leid auslöst: So nahm zum Beispiel in einer repräsentativen Befragung aus Norwegen nur jede sechste Person mit Stimmen/Halluzinationen psychotherapeutische oder medizinische Behandlung in Anspruch (Kråkvik et al., 2015). Ein bedeutender Anteil von Menschen, die Stimmen/Halluzinationen haben, ist durch diese vielleicht zunächst überrascht oder verwirrt, fühlt sich aber nicht eingeschränkt oder gestresst. Für manche ist es sogar eine positive, bereichernde Erfahrung.

Unter den Menschen, die Stimmen/Halluzinationen erleben, befinden sich auch zahlreiche Prominente. Historische Figuren wie der Politiker Winston Churchill, die Schriftstellerin Virginia Woolf und der Maler Vincent van Gogh sollen Stimmen gehört haben. Auch Sigmund Freud, der Begründer der Psychoanalyse, beschrieb in einem seiner Bücher, der „Psychopathologie des alltäglichen Lebens“, eine wiederkehrende Erfahrung als junger Erwachsener, in der er in einer fremden Stadt häufiger hörte, wie sein „Name in einer unverwechselbaren und geliebten Stimme gerufen wurde“. Zudem haben Betroffenenverbände Statements von Prominenten gesammelt, in denen diese sich als Stimmenhörende outen: So haben zum Beispiel der Schauspieler Antony Hopkins, die Sängerin Lady Gaga und der Ex-Fußballprofi und Schauspieler Vinnie Jones über eigene Erfahrungen mit Stimmen gesprochen (Hearing Voices Network, 2012; Hearing Voices Network Ireland, 2014; Voice Collective, 2015).

Merke

Stimmen/Halluzinationen sind nicht zwingend Anzeichen einer psychischen Störung oder Krankheit. Es gibt ein weites Spektrum von Stimmen/Halluzinationen. Stimmen zu hören oder andere akustische Halluzinationen zu erleben ist an und für sich nichts Schlimmes. Entscheidend ist vielmehr, wie sehr Sie sich dadurch belastet und in Ihrem Leben eingeschränkt fühlen.

Stimmen/Halluzinationen und psychische Störungen

In der Psychiatrie und Psychotherapie werden Stimmen/Halluzinationen am häufigsten mit psychotischen Störungen in Verbindung gebracht, allem voran mit Schizophrenie. Hier gehören Stimmen/Halluzinationen zu einem der Hauptmerkmale der Störung. Etwa 60 bis 80 % aller Menschen mit der Diagnose Schizophrenie erleben irgendwann einmal Stimmen/Halluzinationen. Deshalb ist die meiste Forschung zu der Frage, wie man Stimmen/Halluzinationen gut behandeln kann, mit Personen mit einer Schizophrenie-Diagnose durchgeführt worden. Das heißt: Von den Selbsthilfestrategien zum Umgang mit Stimmen/Halluzinationen, die wir Ihnen in Kapitel 3 genauer vorstellen, wissen wir aus wissenschaftlicher Sicht vor allem, dass sie im Rahmen einer Schizophrenie besonders gut wirken. Die Forschung zu Stimmen/Halluzinationen bei anderen psychischen Störungen hinkt dagegen etwas hinterher, obwohl Stimmen längst nicht nur im Rahmen einer Schizophrenie auftauchen.

Zu den anderen Störungen, bei denen Stimmen/Halluzinationen auftreten, gehören etwa die emotional instabile Persönlichkeitsstörung (Borderline-Persönlichkeitsstörung), die posttraumatische Belastungsstörung, die depressiven und bipolaren Störungen oder die Zwangsstörung. Ebenso können Stimmen/Halluzinationen durch Drogenkonsum oder als Nebenwirkung von Medikamenten auftreten. Schließlich können auch körperliche Erkrankungen Stimmen/Halluzinationen verursachen. Tabelle 1 zeigt eine Übersicht körperlicher Erkrankungen und psychischer Störungen, bei denen Stimmen/Halluzinationen auftreten können.

Tabelle 1: Körperliche Erkrankungen und psychische Störungen, bei denen Stimmen/Halluzinationen vorkommen können

Körperliche Ursachen	Psychische Störungen
• Drogenkonsum (z. B. Kokain, LSD, Amphetamine, Ecstasy, MDMA oder Cannabis) • demenzielle Erkrankungen • schwere Schädelverletzungen/Hirnblutungen • Schlaganfälle • Epilepsie • Tinnitus (Hörsturz) • schwere Ernährungsmängel (mangelnde Flüssigkeitszufuhr, Vitaminmangelerscheinungen) • hohes Fieber • Nebenwirkungen oder Überdosis bestimmter Medikamente	• psychotische Störungen wie Schizophrenie, schizoaffektive Störung oder akute psychotische Störungen • emotional instabile bzw. Borderline-Persönlichkeitsstörungen • dissoziative Störungen • Posttraumatische Belastungsstörungen • als Begleiterscheinung von schweren Depressionen oder bipolaren Störungen (manisch-depressive Störungen) • delirante Zustände (Bewusstseinsstörungen, wie sie z. B. während eines Entzugs von Drogen oder Alkohol auftreten)

Egal welche Diagnose zutrifft: Es ist immer ein sinnvolles Ziel, die negativen Folgen der Stimmen/Halluzinationen zu vermindern. Gleichzeitig kann es sein, dass professionelle Behandlerinnen und Behandler zunächst die Grundproblematik Ihrer jeweiligen Diagnose verbessern wollen. Die Idee dahinter ist, dass sich durch eine Verbesserung der Kernsymptome die Schwierigkeiten mit den Stimmen/Halluzinationen auch auflösen.

1.4 Einmaliges Erlebnis oder ständige Begleiter – Wie entwickeln sich Stimmen/Halluzinationen über die Zeit?

Wie bereits beschrieben, erleben viele Menschen irgendwann einmal Stimmen/Halluzinationen, ohne dass sich daraus Probleme ergeben. Bei Kindern und Jugendlichen kommen Stimmen/Halluzinationen doppelt bis dreimal so häufig vor (ca. 12 %) wie bei Erwachsenen. Diese Stimmen/Halluzinationen hören meist von selbst komplett wieder auf (Coughlan, Humphries, Clarke, Healy & Cannon, 2022). Wie sich Stimmen/Halluzinationen bei Erwachsenen über die Zeit verändern, wissen wir am genauesten für Menschen mit Schizophrenie: Hier zeigte zum Beispiel eine über 10 Jahre angelegte Studie an Menschen, die wegen einer ersten Episode von Schizophrenie in Behandlung waren, drei unterschiedliche Arten von Verläufen (Köhler-Forsberg, Madsen, Behrendt-Møller & Nordentoft, 2022): Die meisten Personen (77 %) erlebten schon nach einem Jahr deutlich seltener Stimmen/Halluzinationen. Nach 10 Jahren hatten sogar viele von ihnen fast gar keine Stimmen/Halluzinationen mehr. Für 10 % gab es einen schwankenden Verlauf mit Phasen seltenerer Stimmen/Halluzinationen, gefolgt von Phasen, in denen es wieder häufiger wurde. Die restlichen 13 % erlebten Stimmen/Halluzinationen nach 10 Jahren häufiger als zu Beginn.

Ausschlaggebend dafür, wie sich Stimmen/Halluzinationen über die Zeit entwickeln und ob sie tendenziell schlimmer werden, sind dabei eine Reihe sogenannter aufrechterhaltender Faktoren (vgl. Kapitel 2.2).

Merke

Häufig treten die Stimmen/Halluzinationen für einen vorübergehenden Zeitraum auf. Es gibt aber stark unterschiedliche Verläufe. Aufrechterhaltende Faktoren bestimmen den Verlauf von Stimmen/Halluzinationen.

1.5 Wann werden Halluzinationen zum Problem?

Nach heutigem Stand sind Stimmen/Halluzinationen erst dann ein Problem, wenn Betroffene sich durch die Stimmen/Halluzinationen belastet fühlen oder in ihrem Leben eingeschränkt sind. Für eine lange Zeit wurden Stimmen/Halluzinationen fast schon automatisch mit einer psychischen Störung gleichgesetzt. Unter den Ersten, die sich wissenschaftlich mit der Frage beschäftigten, wann das Stimmenhören problematisch wird und wann nicht, waren der niederländische Psychiater Marius Romme und die niederländische Psychiaterin Sandra Escher. Sie haben mit Menschen, die Stimmen hören, zahlreiche ausführliche Interviews durchgeführt und so die Erfahrung des Stimmenhörens greifbarer gemacht (Romme & Escher, 2013).

So fanden sie zum Beispiel heraus, dass sich bei vielen das erstmalige Auftreten von Stimmen/Halluzinationen als eine Phase des Erschreckens beschreiben lässt. Diese Phase ist von der Unsicherheit über die Bedeutung dieser neuen Erfahrung geprägt oder von einem Gefühl der Hilflosigkeit. Manchmal überwiegen hier negative Emotionen wie die Angst vor den Stimmen, die Sorge, wegen der Stimmen/Halluzinationen „den Verstand völlig zu verlieren", oder Schamgefühl und Angst davor, wie andere darauf reagieren. All das kann zunächst dazu führen, dass das Stimmenhören als unkontrollierbares Problem empfunden wird.

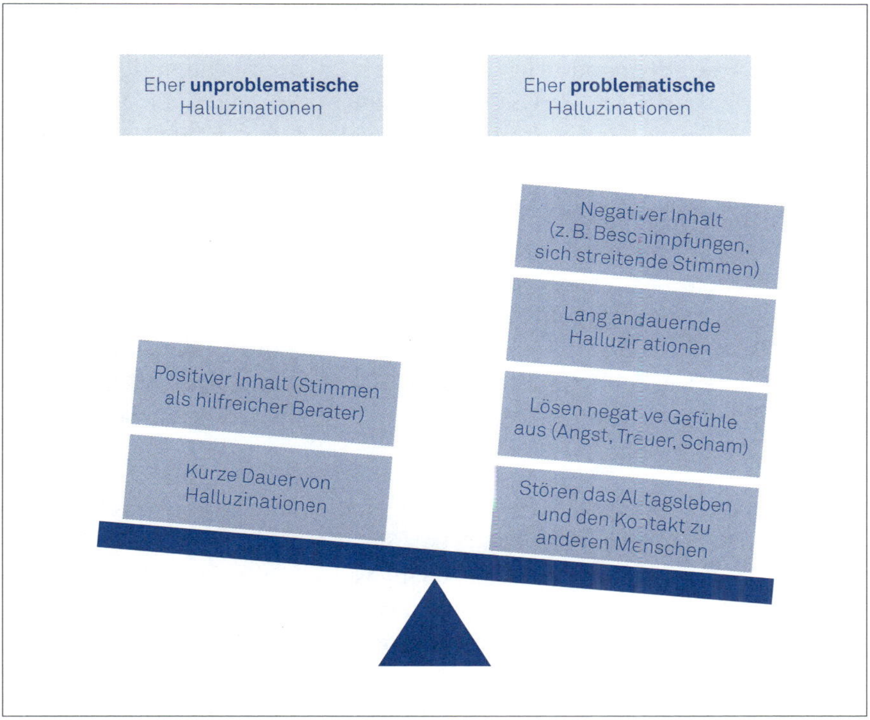

Abbildung 4: Anzeichen, dass Stimmen/Halluzinationen zum Problem werden könnten (Beavan & Read, 2010)

Ob Stimmen/Halluzinationen dauerhaft zum Problem werden, entscheidet sich in der darauffolgenden Organisationsphase. Das ist die Phase, in der die Stimmen/Halluzinationen nicht mehr ganz so fremdartig sind und Sie sich auf die Suche machen, herauszufinden, wie Sie gut mit ihnen umgehen können. Wie in Abbildung 4 dargestellt, können einige Anzeichen in dieser Phase darauf hindeuten, dass Stimmen oder andere akustische Halluzinationen zum Problem werden (Beavan & Read, 2010): Gerade wenn Stimmen besonders schlimme Dinge sagen oder Halluzinationen jedes Mal besonders lange andauern, wird es besonders schwierig, mit ihnen gut umzugehen. Einfacher und weniger belastend kann es demgegenüber sein, wenn die Stimmen auch positive Dinge sagen. Ebenso ist es eine größere Herausforderung, wenn Stimmen/Halluzinationen besonders bedrohlich oder unkontrollierbar wirken, während Sie sich als betroffene Person machtlos oder ausgeliefert fühlen. Wenn Stimmen Sie beschimpfen oder attackieren oder sogar Befehle erteilen, könnte man manchmal denken, dass der einzige Ausweg ist, ihnen ohne Widerstand die Überhand zu lassen. In dieser Lage verfestigen sich negative Gefühle wie Angst, Traurigkeit oder vielleicht Schamgefühle. Schließlich kann es durch diese Art von Stimmenhören oder durch andere Halluzinationen zu immer mehr Einschränkungen im Alltag und im sozialen Umfeld kommen.

> Falls Sie selbst einmal genauer der Frage nachgehen wollen, wie Ihre Stimmen/Halluzinationen auf Sie wirken, versuchen Sie, für eine gewisse Zeit ein Tagebuch oder Protokoll zu führen. Ein Selbstbeobachtungsbogen kann Ihnen dabei helfen, die eigene Situation möglichst genau zu beschreiben. Eine Vorlage hierfür bietet der erste Teil des Arbeitsblatts 1 (vgl. Anhang, Seite 79).
>
> Nehmen Sie die eigenen Halluzinationen unter die Lupe und machen Sie sich im Arbeitsblatt 1 Notizen, wenn Sie Stimmen/Halluzinationen erleben. Beschreiben Sie möglichst genau, was Sie gehört haben und ordnen Sie ein, wie Sie sich dadurch gefühlt haben und ob Sie dadurch Ihr Verhalten geändert haben. Dadurch können Sie einen Eindruck davon gewinnen, wann, wie stark, und wie oft Ihre Stimmen/Halluzinationen eine Belastung sind. Wenn Sie für einige Tage alle Erfahrungen nach diesem Muster protokollieren, ergibt sich vielleicht ein vollständigeres Bild, wie viele Anzeichen von problematischen Stimmen/Halluzinationen Sie erleben.

In jedem Fall gilt: Bewahren Sie diese Protokolle gut auf. Dann können Sie im Verlauf der Lektüre dieses Ratgebers damit weiterarbeiten und Strategien zur Veränderung planen.

1.6 Ich, die Halluzinationen und der Rest der Welt – Reaktionen von anderen

Manche Betroffene entwickeln über die Zeit zudem die große Sorge, dass ihre Stimmen/Halluzinationen ihrer Umwelt unangenehm auffallen. Manche fürchten, als verrückt abgestempelt zu werden und sprechen deshalb mit niemandem über ihre Stimmen/Halluzinationen. Selbst dann nicht, wenn sie stark darunter leiden. Diese Furcht vor Vorurteilen kann manchmal zu einem ebenso großen Problem werden, wie die belastenden Stimmen/Halluzinationen selbst. Um dem zu entgehen ist es wichtig, Vertrauenspersonen zu finden, mit denen Sie über Stimmen/Halluzinationen und die damit verbundenen Gefühle und Gedanken sprechen können.

Für viele Menschen sind Stimmen/Halluzinationen erst einmal etwas Fremdartiges, Kurioses und daher schwer zu verstehen. Wenn Stimmen/Halluzinationen in Film und Fernsehen dargestellt werden, dann passiert das oft in einer nicht besonders realistischen Form. Dadurch haben viele Menschen erst einmal ein Bild von Stimmen/Halluzinationen, das weit von dem entfernt ist, was Sie als betroffene Person erleben. Mittlerweile arbeiten viele Betroffenenverbände und Vertreter des Gesundheitssystems an einer besseren Aufklärung der Bevölkerung über dieses Thema und bieten auf Internetseiten Broschüren und Informationsvideos an. Dennoch berichten besonders Angehörige von Menschen, die Stimmen hören, häufig, dass ihnen erst einmal Hintergrundinformationen dazu fehlten, was Stimmen/Halluzinationen sind und wo sie herkommen.

Falls Sie selbst Stimmen/Halluzinationen hören, kennen Sie es vielleicht, dass es einiges an Überwindung kosten kann, über Ihre Stimmen/Halluzinationen zu sprechen. Als Freund oder Angehöriger hat man demgegenüber häufig Sorgen, etwas Falsches zu sagen. Manchmal vielleicht sogar Angst, es „schlimmer zu machen", wenn man zu viel nachfragt. Während manche Angehörige aus Sorge, etwas falsch zu machen, das Thema Stimmen/Halluzinationen regelrecht ausblenden, reagieren andere mit übertriebener Fürsorge. Beide Extreme können zu Konflikten führen. Daher ist es wichtig, gemeinsam an einer gesunden Gesprächskultur zu arbeiten: Hilfreiche Tipps, um das offene Gespräch über Stimmen/Halluzinationen für beide Seiten zu erleichtern, finden Sie in Kapitel 5.1.

2 Wie kommen Stimmen/Halluzinationen zustande und was führt dazu, dass sie bleiben und belastender werden?

Um zu verstehen, was man für einen besseren Umgang mit Stimmen/Halluzinationen tun kann, lohnt sich ein Blick darauf, wie Stimmen/Halluzinationen entstehen und was dazu führt, dass sie nicht von selbst wieder aufhören. Hierfür stellen wir Ihnen zunächst einige typische *Risikofaktoren* und *Stressoren (erste Auslöser)* vor, die dazu führen, dass Stimmen/Halluzinationen erstmalig zustande kommen. Um die Frage zu beantworten, warum Stimmen/Halluzinationen wieder und wieder kommen und nicht etwa von selbst wieder aufhören, stellen wir Ihnen zudem eine Reihe typischer *Trigger* vor. Das sind alltägliche Mini-Auslöser, die mehr oder minder direkt dazu führen, dass die Stimme anfängt zu sprechen oder eine Halluzination beginnt. Schließlich findet sich eine ganze Reihe sogenannter *aufrechterhaltender Faktoren*. Das sind Reaktionen im Denken und Handeln, die dazu führen, dass Stimmen/Halluzinationen stärker bzw. belastender werden. Die Grafik in Abbildung 5 veranschaulicht, wie Stimmen/Halluzinationen durch das Zusammenspiel all dieser Faktoren entstehen und aufrechterhalten werden.

2.1 Ursachen – Wie Stimmen/Halluzinationen entstehen

Die Forschung zu Stimmen/Halluzinationen hat inzwischen eine Reihe von allgemeinen Faktoren entdeckt, die dazu beitragen, dass eine Person anfängt Stimmen/Halluzinationen zu erleben. Auch hier stammen viele erste Erkenntnisse von Menschen mit einer Schizophrenie. Die meisten dieser Risikofaktoren und Auslöser finden sich in gewissem Maße aber auch bei anderen Menschen mit Stimmen/Halluzinationen. Auch bei denen, die keine psychische Störung und wenig belastende Stimmen/Halluzinationen haben.

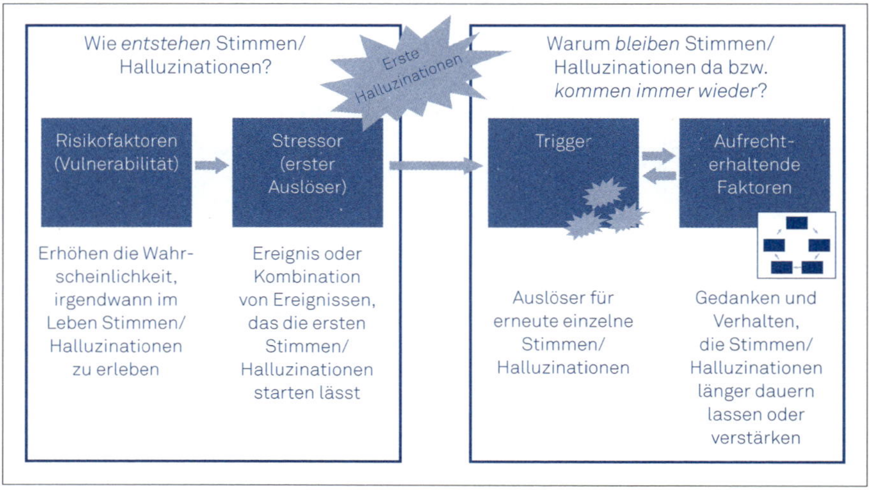

Abbildung 5: Von der Entstehung bis zur Aufrechterhaltung von Stimmen/Halluzinationen

2.1.1 Risikofaktoren

Unter Risikofaktoren (auch: Vulnerabilitätsfaktoren oder Verletzbarkeitsfaktoren) versteht man alles das, was langfristig die Chance erhöht, dass Sie irgendwann in Ihrem Leben anfangen, Stimmen zu hören. Von einigen dieser Faktoren haben Sie vielleicht schon einmal gehört. Die folgende Auflistung soll Ihnen einen Überblick über die gängigsten Risikofaktoren geben (Goldstone, Farhall & Ong, 2012):

- *Genetische Faktoren*: Es hat sich gezeigt, dass es bei Stimmen/Halluzinationen eine „familiäre Häufung" gibt. Das heißt, die Neigung zu Stimmen/Halluzinationen ist teilweise erblich bedingt. Allerdings sollten Sie diese Aussage nicht zum Anlass nehmen zu denken, es gäbe das eine „Halluzinations-Gen" und alle, die es haben, erleben zwangsläufig irgendwann Stimmen/Halluzinationen. Vielmehr haben genetische Studien eine größere Anzahl verschiedener Gene gefunden, die alle das Risiko für Halluzinationen ein Stück weit erhöhen und erst im Zusammenspiel von mehreren Genen relevant werden. Außerdem führt ein genetisches Risiko allein noch nicht zu Stimmen/Halluzinationen. Es ist vielmehr nur ein Grundstein dafür, dass bestimmte Lebensereignisse und Erfahrungen leichter dazu führen können, dass Stimmen/Halluzinationen beginnen.

- *Umweltfaktoren:* Große Bevölkerungsstudien zeigen, dass Menschen, die Stimmen/Halluzinationen erleben, häufiger in Städten aufgewachsen sind. Ebenso erhöht sich das Risiko, wenn man als Kind in einer anderen Kultur aufgewachsen ist als die ursprüngliche Kultur der eigenen Eltern. Warum diese Faktoren das Risiko für Halluzinationen erhöhen, ist bis heute nicht abschließend geklärt. Nach einigen Theorien ist der gemeinsame Nenner dieser Risikofaktoren eine erhöhte Gefahr für soziale Benachteiligung und das Erleben negativer Reaktionen durch das Umfeld: Nicht der Wohnort oder die Nachbarschaft an sich ist entscheidend, sondern die damit verbundenen Konflikte und Belastungen.
- *Belastende Lebensereignisse und Traumata:* Viele Menschen, die Stimmen/Halluzinationen erleben, waren in ihrer Kindheit oder Jugend vermehrt belastenden Umständen ausgesetzt. Befragungen von Menschen mit Stimmen/Halluzinationen nach ihrer Kindheit und Jugend haben ergeben, dass die große Mehrheit (über 80 %) relevante belastende Erfahrungen gemacht hat (Corstens & Longden, 2013). Das kann für den einen ein besonders strenges oder gar feindseliges Elternhaus gewesen sein, für die andere vielleicht ein Aufwachsen in einer gefühlskalten Familie. Wieder andere berichten von Mobbing in der Schulzeit. Auch Missbrauch in der Kindheit zählt zu diesen Risikofaktoren und wird zum Beispiel von etwa 3 von 10 Stimmenhörenden mit psychischen Problemen und 1 von 10 Stimmenhörenden ohne psychische Probleme berichtet (Goldstone et al., 2012). Einige Menschen können dabei den Beginn ihrer Stimmen/Halluzinationen direkt mit einem traumatischen Ereignis in Verbindung bringen. Bei einigen setzen Stimmen/Halluzinationen erst mit späteren Stressoren ein. Dennoch finden viele Stimmenhörende mit der Zeit Gemeinsamkeiten zwischen früheren belastenden Lebensereignissen und dem, was die Stimmen sagen, und über welche Themen sie sprechen.
- *Phasen von Einsamkeit und Isolation:* Nach einer Theorie zum Einfluss von Einsamkeit (Hoffman, 2007) gibt es in der Kindheit und Jugend bestimmte sensible Entwicklungsphasen, in denen Kontakt zu anderen Menschen besonders wichtig ist. Fehlt dieser Kontakt, versucht unser Gehirn dieses Fehlen auszugleichen. Der Mensch wird dann besonders empfindlich für Reize, die an einen Kontakt zu einer anderen Person erinnern. Als ein Nebeneffekt verlagern sich dabei selbst erdachte Kontakte oder innere gedankliche

Dialoge in der Wahrnehmung nach außen. Es entsteht ein „Phantom“-Interaktionspartner: Das heranwachsende Gehirn erschafft aus der Not heraus Stimmen, um das Bedürfnis nach Kommunikation und Gesellschaft zu stillen.

Merke

Es gibt zahlreiche mögliche Risikofaktoren, die die Chance erhöhen, irgendwann im Leben Stimmen/Halluzinationen zu erleben. Wir alle bringen eine mehr oder weniger starke Anfälligkeit oder Verletzbarkeit für das Erleben von Stimmen/Halluzinationen mit. Ihre eigene Anfälligkeit kann durch eine Reihe unterschiedlicher Faktoren oder wenige, sehr gewichtige Faktoren erhöht worden sein.

2.1.2 Das Gehirn feuert von selbst – Welche biologischen Abläufe stecken hinter den Stimmen/Halluzinationen?

Die Frage, warum die beschriebenen Faktoren das Risiko für Stimmen/Halluzinationen erhöhen, wird häufig mit Blick auf Ergebnisse aus der Hirnforschung beantwortet. Hier gibt es verschiedene Erklärungsansätze für das Entstehen von Stimmen/Halluzinationen. Eine klassische Theorie aus der Forschung über Psychosen bezieht sich auf den Botenstoff Dopamin, der bei der Informationsweiterleitung im Gehirn beteiligt ist. Dopamin gibt im Gehirn Reize zwischen bestimmten Nervenzellen weiter. Ein Ungleichgewicht des Dopaminsystems wird mit einem Zustand von „Hypersalienz“ in Verbindung gebracht. Hypersalienz meint dabei eine übermäßige Aufmerksamkeit für nebensächliche, unzusammenhängende Dinge und die Tendenz, mehr Bedeutung in diese hineinzuinterpretieren. Diese Wahrnehmungsveränderung ist nach dieser Erklärung die Grundlage für Stimmen/Halluzinationen und andere psychotische Symptome. Diese Theorie ist weit verbreitet und erklärt unter anderem, warum bestimmte Medikamente Stimmen/Halluzinationen reduzieren. Dennoch ist bis heute noch vieles an dieser Theorie nicht ganz geklärt und wird kritisch diskutiert. Zum Beispiel, in welchen Teilbereichen des Gehirns das Dopaminungleichgewicht besonders relevant ist, welche Rolle andere Botenstoffe spielen und wie genau und wann das Ungleichgewicht entsteht.

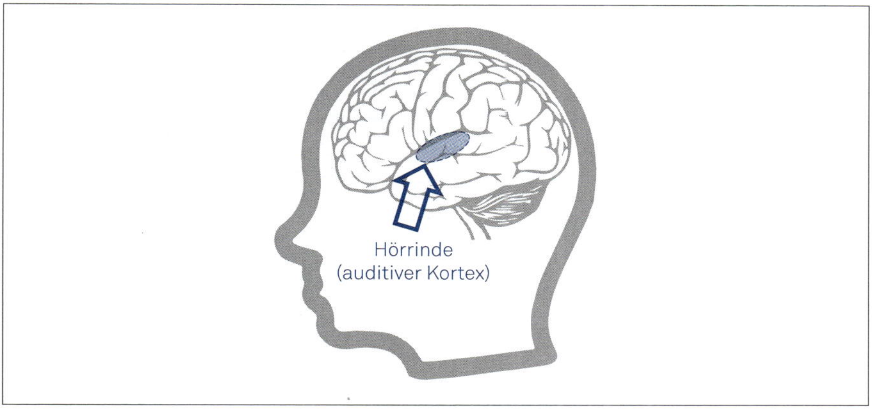

Abbildung 6: Die Hörrinde (auch auditiver Kortex) im menschlichen Gehirn

Daneben zeigte die Hirnforschung bereits vor mehr als 30 Jahren anhand von bildgebenden Verfahren (umgangssprachlich: „Hirn-Scans"), dass bei Menschen mit Stimmen/Halluzinationen ein Teilbereich des Gehirns, der für die Verarbeitung von Gehörtem zuständig ist (vgl. Abbildung 6), auch dann aktiv ist, wenn sie Stimmen/Halluzinationen erleben (Weiss & Heckers, 1999). Deshalb fühlen sich Stimmen/Halluzinationen real und wie von außen kommend an. Teile des Gehirns arbeiten genauso, wie wenn ein Geräusch gehört wird.

Die offene Frage dabei ist, warum genau diese Aktivität in der Hörrinde entsteht. Aktuell gibt es zahlreiche Theorien und Ansätze (Rollins et al., 2019), diese Frage zu beantworten. Grob kann man dabei zwei Kategorien unterscheiden: Die „Spontanaktivität"-Theorien und die „Selbst-Monitoring"-Theorien. Theorien zur Spontanaktivität des Gehirns gehen davon aus, dass Stimmen/Halluzinationen durch eine stärkere Grundaktivität des Gehirns zustande kommen. Selbst im Ruhemodus feuern die Nervenzellen im Gehirn nach diesen Theorien bei einigen Menschen so, als würden die Sinnesorgane etwas wahrnehmen. „Selbst-Monitoring"-Ansätze dagegen gehen davon aus, dass das Gehirn selbstproduzierte Gedanken nicht mehr als solche erkennt. Gedanken in Form einer inneren Sprache werden dadurch als etwas Fremdes erlebt und es entsteht der Eindruck, eine Stimme zu hören. Zudem zeigen einige Befunde, dass bestimmte Aktivitäten im Gehirn, die sonst beim reibungslosen Unterdrücken von Gedanken auftreten, bei Menschen mit Stimmen/

Halluzinationen weniger deutlich messbar sind. Anhand dieser Befunde wird in den Monitoring-Ansätzen erklärt, warum sich Gedanken bzw. Stimmen nicht nur fremd anfühlen, sondern auch als nicht kontrollierbar erlebt werden.

2.1.3 Stressor – Stein des Anstoßes für Stimmen/Halluzinationen

Während für einige Menschen Stimmen/Halluzinationen schleichend beginnen, fällt für viele der Zeitpunkt, an dem sie Stimmen/Halluzinationen zum ersten Mal erlebt haben, mit einer Phase von Stress und Belastung zusammen. Für einige ist das ein besonders einschneidendes Erlebnis wie der Verlust eines Angehörigen, eine Krise oder ein großer Fehlschlag im Leben (z. B. der Verlust der Arbeit). Manchmal fallen auch viele eher alltägliche Belastungen zusammen, die dann gemeinsam so belastend sind, dass Stimmen oder andere akustische Halluzinationen beginnen.

Um den eigenen Stressor rückblickend zu erkennen und zu verstehen, kann es helfen, sich der Frage zur Entstehung von zwei Seiten zu nähern (vgl. Abbildung 7): Zum einen können Sie genau überlegen, was in Ihrem Leben pas-

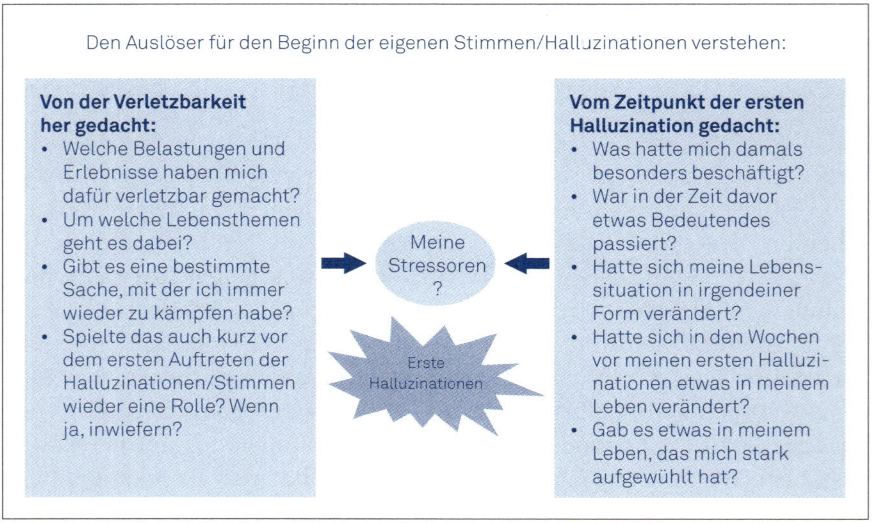

Abbildung 7: Fragen, um den eigenen Stressor für Stimmen/Halluzinationen zu erkennen (frei nach Rollins et al., 2019)

siert ist, als Sie anfingen, Stimmen/Halluzinationen zu hören. Zum anderen können Sie sich anhand Ihrer eigenen Risikofaktoren und Verletzbarkeiten überlegen, was Sie in dieser Zeit möglicherweise erschüttert hat. Die eigenen Stressoren zu kennen, kann ein hilfreicher erster Schritt sein, um neue Wege im Umgang mit diesen zu entdecken. In jedem Fall ist es ein guter Ansatz, für die Zukunft vorzubeugen und bei erneuten Krisen gewappnet zu sein.

2.2 Was führt dazu, dass Stimmen/Halluzinationen bleiben oder stärker werden?

2.2.1 Trigger – Auslöser für immer neue Stimmen/Halluzinationen im Alltag

Viele Menschen können nach einer gewissen Zeit erahnen, wann Stimmen/Halluzinationen auftreten. Vielleicht kennen Sie es von sich selbst, dass ein bestimmtes Körperempfinden oder ein bestimmtes Gefühl ein Vorbote dafür ist, dass Ihre Stimmen/Halluzinationen gleich beginnen. Jeder hat eigene solcher *Trigger*, die die Stimmen sprechen lassen bzw. Halluzination anstoßen oder in ihrer Intensität stärker machen. Viele dieser Trigger haben einen Bezug zur eigenen Lebensgeschichte. Oft besteht eine Verbindung zu den eigenen Risikofaktoren oder dem ersten Auslöser.

In jedem Fall gibt es kurz bevor Stimmen/Halluzinationen beginnen eine körperlich messbare Steigerung im Stressempfinden (Kimhy et al., 2017). Inhaltlich stehen hinter dieser Körperreaktion oft negative Gefühle wie Traurigkeit, Angst, Wut oder Einsamkeit (Schlier, Krkovic, Clamor & Lincoln, 2019). Umso mehr, wenn die belastenden, stressauslösenden Situationen Erinnerungen an frühere unangenehme oder einschneidende Lebensereignisse verstärken.

Andersherum kann aber auch gerade das Fehlen von Reizen aus der Umwelt Stimmen/Halluzinationen auslösen. Wenn dem Gehirn keine Informationen vorliegen, die es zu verarbeiten gilt, wie z. B. Musik oder Gespräche mit Mitmenschen, erhöht sich die Wahrscheinlichkeit, dass die spontane Aktivität des Gehirns (Gedanken) als etwas wahrgenommen wird, das von außen kommt. Die folgenden Beispiele zeigen, was mögliche Trigger sein können.

Beispiele: Trigger von Stimmen/Halluzination

- Herr Z. hört vermehrt Stimmen, wenn er allein in der Öffentlichkeit unterwegs ist und viele unbekannte Menschen um ihn sind. Oft äußern die Stimmen dann Kommentare über sein Aussehen. Herr Z. kann die Stimmen manchmal nicht ganz zuordnen und weiß nicht, ob sie von anderen Leuten kommen. Diese Unsicherheit führt dann oft dazu, dass noch mehr Stimmen anfangen zu sprechen.
- Frau O. versucht alle Quellen von Musik zu vermeiden. Immer wenn sie Kinderlieder hört, die sie besonders unsinnig oder „peinlich" findet, starten akustische Halluzinationen, bei denen ein kurzer Ausschnitt der Melodie dauernd wiederholt wird und erst nach Stunden aufhört.
- Immer wenn Frau M. sich nicht gut fühlt, hat sie Schwierigkeiten, wenn sie die Farbe Rot auf Bildern sieht. Das weckt in ihr Erinnerungen an Gewaltsituationen aus ihrer Kindheit. Dies löst dann beschimpfende Stimmen aus, die ihr befehlen, sich selbst zu verletzen.

2.2.2 Die eigenen Gedanken über die Stimmen/Halluzinationen als schützende oder aufrechterhaltende Faktoren

Wenn man erstmalig Stimmen/Halluzinationen erlebt, ist es eine ganz natürliche Reaktion sich Gedanken darüber zu machen: Woher kommen sie und was bedeuten sie? Wer sind diese Stimmen? Was können sie alles tun? Solche Überlegungen passieren ganz automatisch. So entwickeln sich verschiedene Überzeugungen und Annahmen über Stimmen/Halluzinationen. Wir wissen heute, dass diese Überzeugungen von Mensch zu Mensch ganz unterschiedlich sein können.

Eine besonders wichtige Erkenntnis ist dabei, dass es typische Überzeugungen gibt, die man eher bei „gesunden" Stimmenhörenden findet. Demgegenüber gibt es bei psychisch belasteten Betroffenen eine Reihe typischer Überzeugungen, die sich grob in drei Bereiche aufteilen lassen:
1. Überzeugungen über die Stimmen/Halluzination,
2. Überzeugungen und Annahmen über die eigene Person,
3. Überzeugungen über die langfristige Bedeutung des Stimmenhörens/Halluzinierens.

So nehmen psychisch belastete Betroffene zum Beispiel häufiger an, dass ihre Stimmen böse Absichten verfolgen. In Tabelle 2 finden Sie eine Übersicht der typischen Annahmen und Überzeugungen beider Gruppen von Stimmenhörenden (de Leede-Smith & Barkus, 2013). Wenn Sie selbst Stimmen/Halluzinationen erleben, vergleichen Sie an dieser Stelle Ihre eigenen Überzeugungen und Annahmen mit denen in der Tabelle.

Tabelle 2: Psychisch gesunde bzw. belastete Stimmenhörende und deren typische Überzeugungen in Bezug auf Stimmen/Halluzinationen

Psychisch gesunde Stimmenhörende nehmen häufiger an, dass …	Stimmenhörende mit psychischer Belastung nehmen häufiger an, dass …
… ihre Stimmen … … ihnen Gutes tun wollen. … eine Hilfe sind. … eine schützende Funktion haben.	**… ihre Stimmen …** … böse Absichten haben. … allmächtig sind. … sie beherrschen wollen. … mit negativen Aussagen recht haben.
… sie selbst … … ihre Stimmen/Halluzinationen beeinflussen bzw. teilweise steuern können. … es ertragen können, wenn ihre Stimmen/Halluzinationen belastend werden.	**… sie selbst …** … im Vergleich zu den Stimmen minderwertig sind. … den Stimmen/Halluzinationen hilflos ausgeliefert sind.
… das Stimmenhören/ Halluzinieren … … ein positives Erlebnis ist (das heißt, sie denken häufiger daran, den Kontakt mit der Stimme zu suchen).	**… das Stimmenhören/ Halluzinieren …** … etwas Katastrophales, Furchtbares ist. … bedeutet, sie seien unheilbar krank. … immer schlimmer werden wird.

Natürlich entstehen diese Überzeugungen nicht ohne Grund. Oft gibt es eine Reihe von Ursachen, warum eine Person die Stimmen/Halluzinationen als besorgniserregend oder negativ wahrnimmt. So wirken zum Beispiel Stimmen, die negative Dinge aussprechen, eher bedrohlich als Stimmen, die neutrale oder positive Dinge sagen. Gleichzeitig beeinflusst die Art und Weise, wie man über seine Stimmen/Halluzinationen denkt, auch, als wie belastend man sie erlebt. Und sie beeinflusst maßgeblich, wie man auf die Stimme/Halluzination reagiert.

2.2.3 Hilfreiche und weniger hilfreiche Reaktionen auf Stimmen/Halluzinationen

Häufig trägt auch die Umgangsweise mit einer Stimme/Halluzination wesentlich dazu bei, ob diese weiter als belastend erlebt wird. Unterschiedliche Reaktionen auf Stimmen/Halluzinationen können etwa sein:

- Versuchen, sich abzulenken (durch lautes Musikhören, etwas Malen o.Ä.).
- Der Situation entfliehen, indem man sich an einen für sich sicheren Ort zurückzieht.
- Sich bewusst darauf konzentrieren, was man eigentlich machen wollte, bevor die Stimmen/Halluzinationen anfingen.

Bei Stimmen wäre darüber hinaus auch noch denkbar, sich mit der Stimme wie mit einem anderen Menschen auseinanderzusetzen. Auch hier gibt es wieder unterschiedliche Verhaltensmuster:

- Der Stimme nachgeben oder sogar aus Angst vor der Stimme das tun, was sie sagt.
- Wütend werden und gegen die Stimme anbrüllen.
- Versuchen, mit der Stimme zu verhandeln.

Je nachdem, wo und wie Stimmen/Halluzinationen auftreten oder was genau die Stimmen sagen, kann dabei ein und dieselbe Reaktion hilfreich oder nicht hilfreich sein. Bei belastenden Stimmen/Halluzinationen findet man jedoch häufig ein eingefahrenes Muster. Eine bestimmte Reaktion wird immer wieder gezeigt und führt in vielen Situationen zu Nachteilen. Eine Entlastung von den Stimmen/Halluzinationen und eine Reduktion der verspürten Angst tritt nicht ein. Das veranschaulicht auch das folgende Beispiel.

Beispiel: Folgen nicht hilfreicher Bewältigungsstrategien

Herr M. (23 Jahre alt) hört seit seiner Jugend eine einzelne Stimme. Anfänglich hat ihm die Stimme hilfreiche Hinweise gegeben und ihn etwa daran erinnert, wenn er etwas vergessen hatte. Über die Zeit bemerkte Herr M. aber auch, dass die Stimme drohender wurde, wenn er nicht direkt auf sie hörte. Die Stimme sagte dann, dass ihm und anderen Personen schlimme Dinge passieren würden. Aus Sorge, dass die Stimme diese schlimmen Dinge eventuell bewirken könnte, wenn er nicht auf sie hörte, macht Herr M. inzwischen alles, was die Stimme ihm befiehlt. Auch dann, wenn er selbst eigentlich etwas anderes machen will als die Stimme. So hört er inzwischen auch auf die Stimme, wenn sie zum Beispiel befiehlt, fremde Leute auf der Straße anzuschreien. Mittlerweile ist er deshalb schon jedes Mal besorgt oder ängstlich, wenn die Stimme anfängt zu sprechen.

Durch diesen Umgang mit der Stimme überlässt Herr M. nichts dem Zufall. Indem er auf die Stimme hört, kommt es nie so weit, dass die Stimme ihre Drohungen wahrmachen müsste. Gleichzeitig kommt Herr M. durch einige ihrer Befehle in Schwierigkeiten.

Durch seine Reaktion wird Herr M. aber auch nie erfahren, ob die Angst vor der Stimme nicht eigentlich unbegründet ist. Die Sorge, dass beim nächsten Mal doch etwas Schlimmes passieren könnte, bleibt bestehen. Dadurch, dass er die Auseinandersetzung mit der Stimme vermeidet und ihr nachgibt, kann Herr M. seine Angst nicht ablegen.

2.2.4 Warum Stimmen/Halluzinationen stärker werden – Das Teufelskreismodell von Triggern und aufrechterhaltenden Faktoren

Bei Menschen, deren Stimmen/Halluzinationen immer häufiger belastend werden, schaukeln sich Trigger, wenig hilfreiche Überzeugungen und ungünstige Reaktionen und Verhaltensweisen zur Bewältigung der Stimmen/Halluzinationen gegenseitig auf. Man spricht dabei von einem Teufelskreis belastender Stimmen/Halluzinationen (vgl. Abbildung 8).

In diesem Teufelskreismodell führt ein erster Trigger zu erhöhter Anspannung und Stress. Das liefert den Startschuss für die belastende Halluzination. Negative Überzeugungen (über das von den Stimmen Gesagte, über sich selbst oder über die Bedeutung des Stimmenhörens/Halluzinierens) führen dann

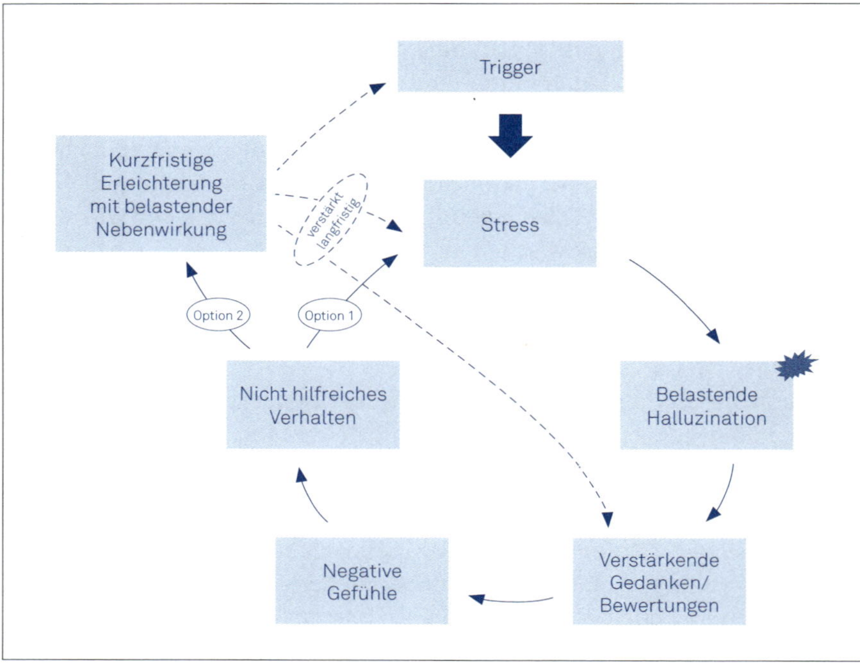

Abbildung 8: Teufelskreismodell zur Aufrechterhaltung belastender Stimmen/Halluzinationen

dazu, dass zu dem Stress negative Emotionen wie Angst, Scham oder Hilflosigkeit hinzukommen. Der daraus entstehende Druck bewirkt, dass das eigene Verhalten unüberlegt auf Flucht oder Vermeidung der Stimmen/Halluzinationen ausgerichtet ist: Das eigene Verhalten trägt dann entweder direkt dazu bei, Stress und Anspannung weiter zu verstärken (Option 1 in Abbildung 8). Man bleibt also weiter im Teufelskreis (z. B., indem man krampfhaft versucht, das Gehörte still über sich ergehen zu lassen und sich nichts anmerken zu lassen; vgl. Abbildung 9).

Oder aber man greift zu kurzfristig hilfreichem, langfristig aber schädlichem Verhalten (Option 2 in Abbildung 8). Dadurch gelingt zwar kurzfristig der Ausbruch aus dem Teufelskreis. Langfristig verstärken sich aber Bestandteile des Teufelskreises (z. B. die negativen Überzeugungen über die Stimmen/Halluzinationen und einen selbst; vgl. Abbildung 10).

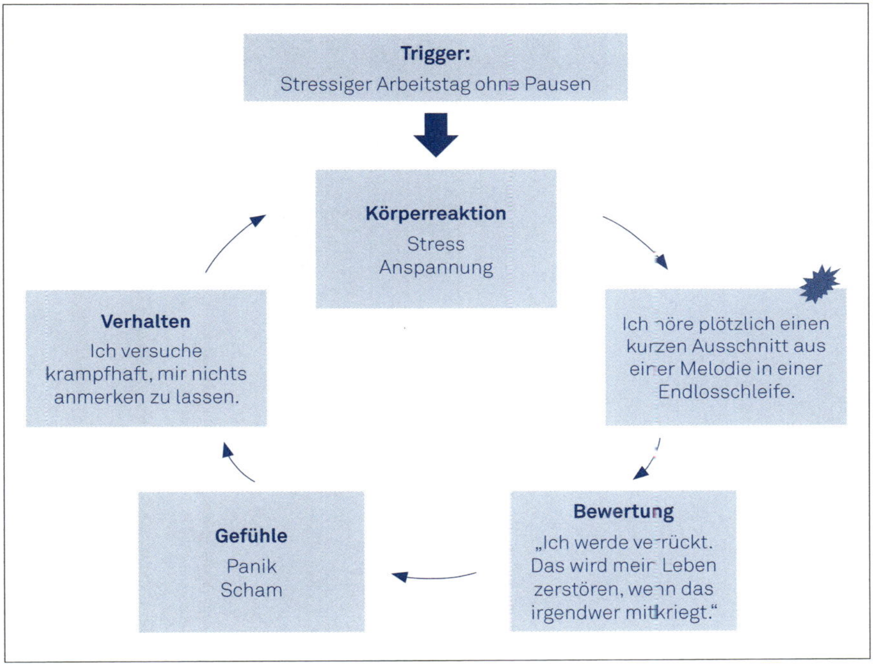

Abbildung 9: Beispiel für ein „Steckenbleiben" im Teufelskreis

Dieses Teufelskreismodell mag im ersten Moment finster und hoffnungslos wirken. Aber es ist gleichzeitig auch ein Ausgangspunkt für mögliche Strategien, was man anders machen kann, um besser mit belastenden Stimmen/Halluzinationen umzugehen.

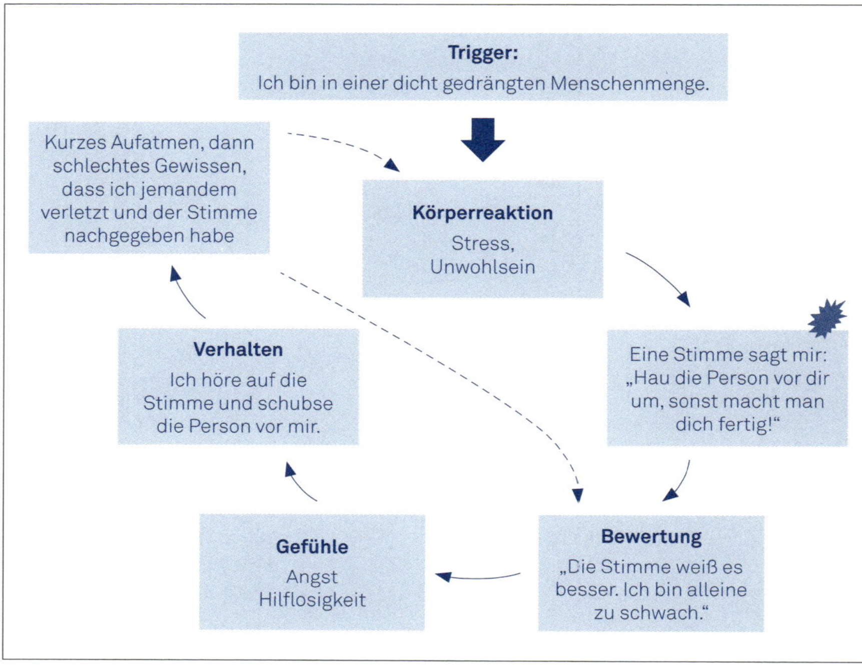

Abbildung 10: Beispiel für eine langfristig schädliche Flucht aus dem Teufelskreis

3 Strategien und Hilfsmittel für den Umgang mit Stimmen/Halluzinationen

Aufbauend auf den im Kapitel 2.2.4 beschriebenen Teufelskreis gibt es verschiedene Gruppen von Ansatzpunkten, um besser mit belastenden Stimmen/Halluzinationen umzugehen. Zwar können Stimmen/Halluzinationen oder negative Gefühle, die durch sie entstehen, nicht sofort per Knopfdruck abgestellt werden. Aber es gibt die Möglichkeit, über verschiedene Veränderungen im eigenen Denken und Verhalten indirekt einen positiven Einfluss auf sie auszuüben und so aus dem Teufelskreis auszubrechen (vgl. Abbildung 11).

In den Kapitel 3.1 bis 3.4 stellen wir Ihnen vier Arten von Ansätzen vor, um aus dem Teufelskreis auszubrechen. Zu jedem Ansatz finden Sie konkrete Schritte und Tipps, die Sie ausprobieren können. Sie können entweder alle Ansätze der Reihe nach durchgehen oder direkt zu dem Ansatz übergehen, der Ihnen besonders zusagt.

Überlegen Sie an dieser Stelle doch einmal selbst für die letzten Male, an denen Sie Stimmen/Halluzinationen erlebt haben, was kurz davor passiert ist (mögliche Trigger) und was Sie danach gemacht haben. Vielleicht stellen Sie fest, dass Sie etwas ganz Bestimmtes an dem ändern können, was davor oder danach passiert ist.

> Um die eigenen Auslöser für Stimmen/Halluzinationen zu erkennen und die eigene Reaktion besser zu verstehen, kann es hilfreich sein, sich weitere Notizen im Arbeitsblatt 1 (vgl. Anhang, Seite 80) zu machen. Nutzen Sie hierfür den zweiten Teil des Selbstbeobachtungsbogens.

3.1 Hilfreiche Bewältigungsstrategien – ohne Nachteile

Viele Menschen haben zunächst einmal den naheliegenden Wunsch, etwas an der Hand zu haben, um mit Stimmen/Halluzinationen umzugehen, sobald sie auftauchen. Insbesondere bei negativen, beleidigenden oder kritisieren-

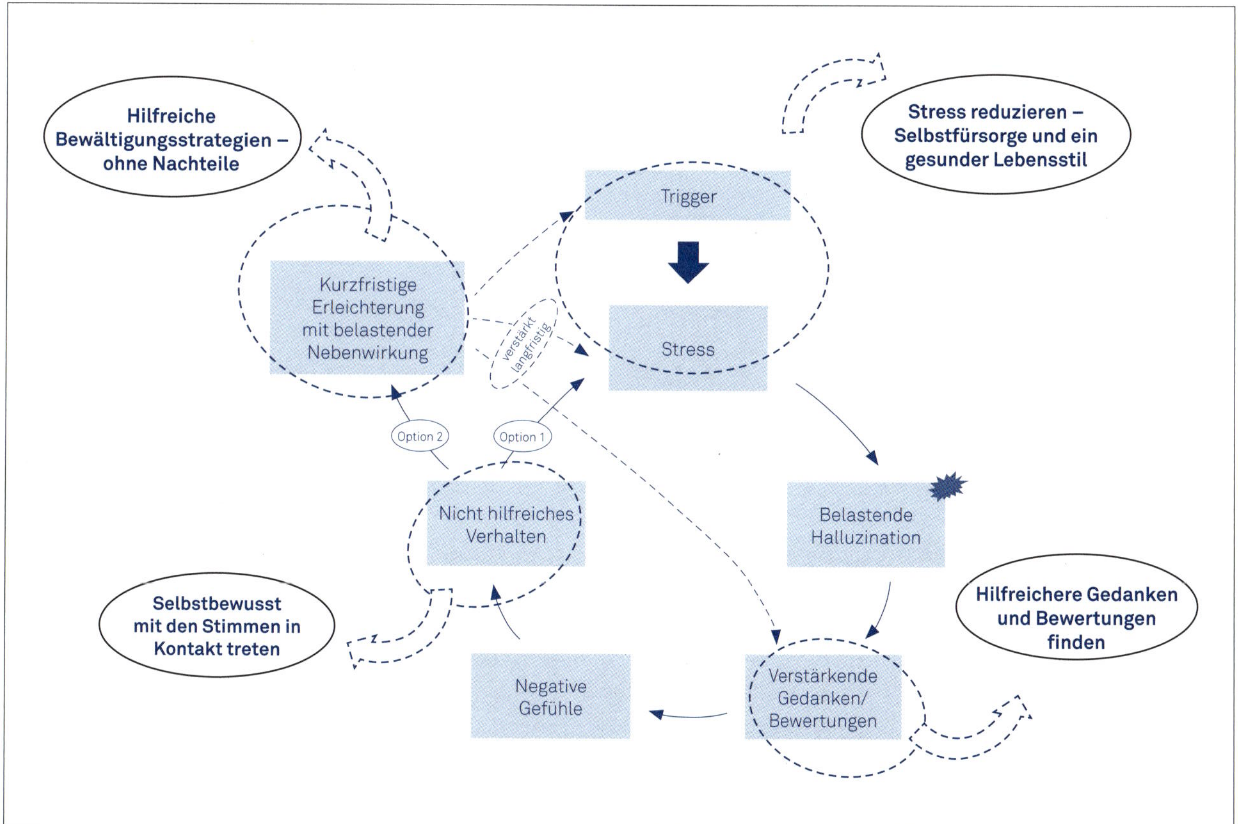

Abbildung 11: Wege aus dem Teufelskreis

den Stimmen oder bei besonders irritierenden Halluzinationen wünschen sich viele einen schnellen Ausweg. Ein zentrales Element aus der Psychotherapie bei Stimmen/Halluzinationen ist daher das Verbessern von hilfreichen Bewältigungsstrategien. Hilfreiche Bewältigungsstrategien sind Strategien, die:

1. kurzfristig das Erleben von Stimmen/Halluzinationen erträglicher machen und
2. keine längerfristigen Schäden oder Nachteile mit sich bringen.

Grundprinzip dieses Ansatzes ist, die für Sie persönlich passenden Bewältigungsstrategien zu finden, auszuprobieren und einen sicheren Umgang mit ihnen zu üben. Dazu kann es auch sinnvoll sein, bereits eingesetzte Bewältigungsstrategien hin und wieder zu hinterfragen (vgl. Kasten).

Anzeichen, dass eine hilfreich wirkende Strategie versteckte Nachteile hat

Es kann mitunter schwierig sein, längerfristige negative Folgen von Bewältigungsstrategien zu erkennen. Manchmal kann sogar eine zu Anfang hilfreiche Strategie mit der Zeit problematisch werden. Zum Beispiel, weil sie immer häufiger ausgeführt werden muss, um dasselbe Maß an Besserung zu erhalten. Daher hilft es, sich immer mal wieder einige Fragen zu den eigenen Strategien zu stellen. Dazu gehört:

1. *Setze ich diese Strategie gezielt dann ein, wenn ich sie wirklich brauche? Oder nutze ich sie inzwischen auch in Momenten, in denen ich früher gar nichts gebraucht hätte?*
   Beispiel: Ich lenke mich inzwischen mehr und mehr ab und setze mich gar nicht mehr mit meinen Sorgen und Ängsten bezüglich der Stimmen/Halluzinationen auseinander.
   Tipp: Hier bietet es sich an, neben Bewältigungsstrategien auch an den eigenen Überzeugungen zu arbeiten (vgl. Kapitel 3.3).
2. *Bringt mich diese Strategie dem näher, was mir im Leben wichtig ist, oder ist sie ein zusätzliches Hindernis dafür?*
   Beispiel: Mich zurückzuziehen hilft gegen den Stress mit meinen Stimmen. Aber es behindert mich auch bei dem, was mir eigentlich wichtig ist, nämlich wieder mehr unter Menschen zu sein und Freundschaften zu pflegen.
   Tipp: Hier wäre hilfreich, auch Strategien auszuprobieren, die mit dem Kontakt zu anderen Menschen arbeiten.

Die Liste möglicher Bewältigungsstrategien ist lang. Sie beinhaltet zum Beispiel Strategien, um die Aufmerksamkeit auf andere Dinge als die Stimmen zu lenken, oder Selbstfürsorgestrategien, um sich beim Auftreten von Stimmen/Halluzinationen selbst zu unterstützen.

> Im Arbeitsblatt 2 (vgl. Anhang, Seite 81ff.) finden Sie eine Auswahl an Vorschlägen für mögliche Bewältigungsstrategien. Wenn Sie Ideen für eine hilfreiche Reaktion auf Stimmen/Halluzinationen suchen, können Sie diese Liste durchgehen und sich Strategien aussuchen, die Sie ansprechen. Zögern Sie nicht, auch weitere eigene Ideen auszuprobieren. Unser Katalog erhebt keinen Anspruch auf Vollständigkeit. Es ist gut möglich, dass sich gerade andere Strategien, die Sie sich selbst ausdenken, besonders gut für den Umgang mit Ihren Stimmen/Halluzinationen eignen. Vertrauen Sie auf Ihre Erfahrungen, was Ihnen hilft und was nicht. Sie sind Expertin bzw. Experte für Ihre Stimmen/Halluzinationen.

Bewältigungsstrategien testen und üben

Nicht jede Strategie hilft jeder Person gleich gut. Hier gilt es herauszufinden, was für Sie persönlich am besten funktioniert. Um auszuprobieren, welche Strategie für Sie geeignet ist, ist es nützlich, zunächst eine gewisse Zahl konkreter Strategien auszuwählen, die Sie gezielt ausprobieren wollen.

Sinnvoll ist, etwa drei bis fünf verschiedene Strategien gleichzeitig zu erproben: So besteht immer auch eine Ausweichmöglichkeit, wenn die erste Selbsthilfestrategie einmal nicht klappt oder wenn eine Strategie gerade nicht durchführbar ist.

> Es empfiehlt sich, Protokoll darüber zu führen, wie gut die ausgewählten Bewältigungsstrategien funktionieren. Eine Vorlage hierfür bietet das Arbeitsblatt 3 (vgl. Anhang, Seite 84).

Bewältigungsstrategien ausprobieren und passende Strategien erkennen

Wenn Sie einige Bewältigungsstrategien ausgewählt, mehrmals ausprobiert und schriftlich festgehalten haben, wie gut sie funktionieren, helfen Ihnen folgende Fragen bei der Auswahl von passenden Strategien:

- *Wie oft hat die Strategie funktioniert?* Selten ist eine Strategie immer und überall erfolgreich; zwei bis drei oft funktionierende Strategien können dann aber zusammengenommen immer noch in allen Lebenslagen funktionieren.
- *Gibt es Übungseffekte?* Bei manchen Strategien braucht man ein paar Anläufe, bevor sie gut funktionieren. Achten Sie im Arbeitsblatt 3 darauf, ob bei einer Strategie eine anfangs niedrige Punktzahl mit mehr Wiederholungen immer höher wird, ob also eine Strategie nach einigen Wiederholungen immer besser klappt.
- *Können Sie Strategien miteinander verbinden?* Manchmal führen einzelne Strategien nur zu mittelmäßigen Ergebnissen. Wenn vieles ein bisschen hilft, lässt sich vielleicht mit einer Kette von Strategien mehr erreichen. Zum Beispiel, indem man mit einer Ablenkungsstrategie beginnt, um aus dem höchsten Bereich der Belastung zu kommen. Dann wechselt man auf eine Selbstfürsorgestrategie, um sich von dort weiter in einen ausgeglichenen Zustand zu befördern.

Wichtig ist außerdem: Ob eine Strategie hilfreich ist, zeigt sich oft erst nach ein paar Wiederholungen. Manchmal braucht es etwas Übung und Routine. Und manchmal hilft keine Strategie in 100 % der Fälle, aber einige Strategien kommen sehr nah dran. Und es wäre besonders schade, eine solche „zu 90 % erfolgreiche" Strategie vorzeitig wieder aufzugeben, nur weil sie ausgerechnet beim ersten und einzigen Mal des Ausprobierens nicht funktioniert hat.

Sobald Sie einige hilfreiche Strategien im Umgang mit den Stimmen/Halluzinationen gefunden haben, sollten Sie versuchen, diese regelmäßig anzuwenden. Je häufiger Sie diese Strategien anwenden werden, desto eher stellt sich ein Automatismus ein. Strategien werden dann oft schon teils unbewusst eingesetzt, sobald sie benötigt werden.

3.2 Stress reduzieren – Selbstfürsorge und ein gesunder Lebensstil

Wie in Kapitel 2 beschrieben, spielen Stress und Anspannung eine wichtige Rolle bei der Anfälligkeit für Trigger, die Stimmen/Halluzinationen auftreten lassen. Um Stimmen/Halluzinationen in den Griff zu bekommen oder gar das erneute Auftreten zu vermeiden, kann es also hilfreich sein, gut auf sich selbst und das eigene geistige Wohlbefinden zu achten. Je ausgeglichener Sie durch den Alltag gehen, desto unempfindlicher reagieren Sie auf Stress und desto widerstandsfähiger sind Sie. Das kann das Auftreten von Stimmen/Halluzinationen seltener werden lassen. Und selbst falls Stimmen/Halluzinationen auftreten, haben Sie in einer guten allgemeinen Verfassung mehr Kraft, um mit ihnen erfolgreich umzugehen.

Ein gesunder Lebensstil besteht aus vielen Bausteinen (vgl. Abbildung 12). Es gibt also verschiedenste Möglichkeiten, mehr Selbstfürsorge in den eigenen Alltag zu integrieren. Vielleicht haben wir nicht immer und nicht in jeder Phase unseres Lebens alle diese Bausteine voll unter unserer Kontrolle (z. B., weil gesunder Schlaf mit einer Arbeit im Schichtdienst nur begrenzt vereinbar ist). Man kann jedoch fast immer auf einzelne Bausteine bewusst achten und an diesen arbeiten und so die eigenen Kräfte und Ressourcen zur Bewältigung von Stress verbessern.

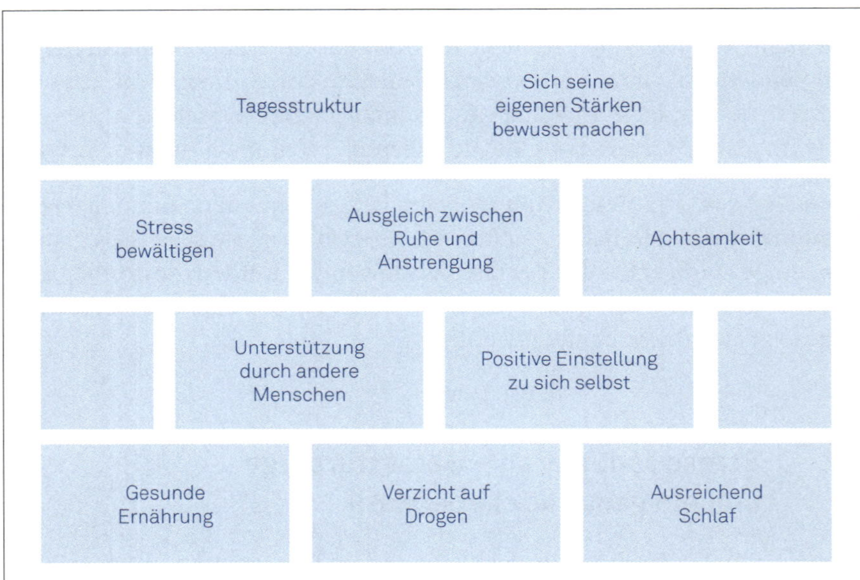

Abbildung 12: Die Bausteine der Selbstfürsorge

3.2.1 Entspannungstechniken

Wenn Sie Ihre eigenen Anzeichen für Stress kennen, können Sie versuchen, mit Entspannungsübungen ein hohes Stresslevel immer gezielt abzubauen, sobald Sie es bemerken. Entspannungstechniken sind zu jeder Zeit und auch kurzfristig anwendbar. Durch ein bewusst tiefes Ein- und Ausatmen kann rasch eine gewisse Entspannung herbeigeführt werden. Weitere Möglichkeiten sind das bewusste An- und Entspannen einzelner Muskelgruppen in Armen, Oberkörper und Beinen. Diese Entspannungstechnik wird als Progressive Muskelentspannung bezeichnet. Hierzu finden sich im Internet verschiedene Anleitungen und Audio-Guides (z. B. von Krankenkassen; siehe hierzu auch den Hinweis im Anhang auf Seite 76). In solchen Anleitungen werden Entspannungstechniken Schritt für Schritt erklärt und können direkt ausprobiert werden.

Spaziergänge durch die Natur sowie sportliche Aktivitäten, Yoga, Tai-Chi, Pilates und Qigong können ebenfalls zur Stressreduktion beitragen. Auch einige der Vorschläge auf dem Arbeitsblatt 2 (vgl. Anhang, Seite 81 ff.) können zum allgemeinen Stressabbau eingesetzt werden, insbesondere Strategien aus der Kategorie „Selbstfürsorge und Selbstberuhigung“. Solche Entspannungstechniken können auch dabei helfen, den Kopf freizubekommen von immer wiederkehrenden Gedanken und übermäßigem Grübeln.

3.2.2 Achtsamkeit als Mittel zur Stressreduktion

Achtsamkeit bedeutet, den aktuellen Moment zu fokussieren und die aufkommenden Gedanken und Gefühle wahrzunehmen, ohne sie zu bewerten. Es geht also um ein neugieriges, aber innerlich distanziertes Beobachten und Erleben. Damit ist Achtsamkeit eigentlich das komplette Gegenteil einer Entspannungs- oder Bewältigungsstrategie, die darauf ausgelegt ist, einen unangenehmen Zustand zu verändern. Vielmehr geht es hier darum, den Blick dafür zu schärfen, dass alle Empfindungen, Emotionen und unangenehmen Wahrnehmungen (einschließlich Stimmen/Halluzinationen) vorübergehende Erfahrungen sind. Sie gelangen zwar häufig ganz automatisch in den Fokus unserer Aufmerksamkeit, durch ein Nicht-Reagieren kann man sich aber davon lösen und verhindern, von diesen Erfahrungen bestimmt zu werden.

Menschen sind in den verschiedensten Situationen unterschiedlich achtsam. Gerade unter erhöhter Anspannung verfällt normalerweise jeder in einen „Autopilot“, in dem man viele Dinge um sich herum ausblendet und oftmals zu sehr in bestimmten Gedanken verhaftet ist. In etwa so, wie wenn man zu einem wichtigen Termin mit dem Auto fährt. Schon während der Fahrt beschäftigt man sich gedanklich mit der Herausforderung, verfällt vielleicht in Sorgen und Grübeleien über das, was kommen könnte. Von dem, was man im Moment des Hinfahrens macht, bekommt man hingegen fast gar nichts bewusst mit – und kann sich im Nachhinein vielleicht sogar nicht so recht erinnern, wie schnell man gefahren ist oder was im Straßenverkehr passiert ist. Die Aufmerksamkeit ist an einen Punkt in der Zukunft gefesselt und nicht im Hier und Jetzt. Durch einen gezielten Versuch, mit der eigenen Aufmerksamkeit im Hier und Jetzt zu bleiben, verringert sich umgekehrt der Fokus auf Sorgen oder Grübeleien über die Zukunft oder die Vergangenheit.

Das eigene Erleben und Handeln bewusst und gezielt achtsam wahrzunehmen, ist erlernbar. So gibt es zahlreiche Übungen, um die Aufmerksamkeit auf bestimmte Empfindungen im Hier und Jetzt zu lenken und so Alltagstätigkeiten (z.B. Spazierengehen oder Essen) achtsamer durchzuführen. Folgende Übungen können dabei helfen, sich in Achtsamkeit zu trainieren und über die Zeit eine erhöhte Achtsamkeit aufzubauen:

1. Bewusst an etwas riechen, etwas schmecken und innerlich für sich beschreiben.
2. Sich einen Gegenstand bewusst ansehen, ohne dabei das Umfeld wahrzunehmen.
3. Bewusst eine Mahlzeit zu sich nehmen und bei jedem Bissen auf Geschmack, Geruch und darauf, wie sich das Essen im Mund anfühlt, achten und innerlich beschreiben.
4. Druckempfindungen beim Gehen beobachten und spüren.
5. Musik hören und hierbei die Instrumente herausfinden.
6. Etwas bewusst lesen und bestimmte Vokale im Text zählen.
7. Bewusst atmen (z.B. zehnmal ein- und ausatmen und nachfühlen, wie sich die Atmung in Tiefe und Geschwindigkeit verändert oder gleichbleibt).
8. Die eigenen Gefühle bewusst wahrnehmen, ohne sie direkt verändern zu wollen (z.B. beschreiben, was man fühlt, wo man es im Körper spürt, welche Gedanken dabei entstehen).

Um mit sich selbst achtsamer zu werden, ist Übung gefragt. Tägliche, kleinere Übungseinheiten helfen dabei, immer besser darin zu werden. So können für den Anfang 10 Minuten täglich ein guter erster Schritt sein, um Achtsamkeit zu erlernen. Wenn Sie dabei bemerken, dass Achtsamkeit für Sie besonders gut funktioniert, kann es hilfreich sein, über diesen Ratgeber hinaus tiefer in das Thema einzusteigen (z. B. mithilfe eines Ratgebers zum Thema Achtsamkeit oder durch Teilnahme an einem Achtsamkeitskurs, wie er manchmal zur Gesundheitsvorsorge zum Beispiel von Krankenkassen angeboten wird).

3.2.3 Gesunder Lebensstil

Mit Entspannungs- oder Achtsamkeitstrainings arbeitet man direkt daran, Stress und damit die möglichen Auslöser für Stimmen/Halluzinationen zu reduzieren. Darüber hinaus können Sie aber auch durch einen gesunden Lebensstil Ihre Widerstandsfähigkeit gegen Belastungen und Stress erhöhen. Das kann schon bei der Ernährung anfangen: Achten Sie auf eine ausgewogene und gesunde Ernährung. Vermeiden Sie Lebensmittel, die Ihnen nicht guttun: Insbesondere der übermäßige Genuss von koffeinhaltigen Getränken (z. B. Kaffee, Cola), Tees mit hohem Teein-Gehalt (z. B. schwarzer Tee), Energydrinks, aber auch extrem zuckerhaltige Getränke können Nervosität steigern oder das Einschlafen und Durchschlafen erschweren. Eine einfache Verbesserung kann hier schon sein, ab dem späten Nachmittag auf solche Lebensmittel zu verzichten.

Wichtig ist in diesem Zusammenhang auch: Der Konsum von bestimmten Drogen (z. B. halluzinogene Substanzen oder Cannabis) kann Stimmen/Halluzinationen auslösen oder verstärken. Deshalb werden Menschen mit Stimmen/Halluzinationen besonders eindringlich vor Drogenkonsum gewarnt. Sollten Sie Probleme mit Drogen haben, kann eine durch Fachpersonal betreute Entgiftung hilfreich sein – für Ihre Gesundheit allgemein, aber nicht zuletzt auch für eine Verbesserung im Umgang mit belastenden Stimmen/Halluzinationen.

3.2.4 Regelmäßiger Schlaf und Tagesstruktur

Schlaf und Empfindlichkeit für Stress sind eng miteinander verbunden. Darüber hinaus erhöhen Schlafprobleme oder Schlafentzug sogar direkt das Risiko, Stimmen/Halluzinationen zu erleben. Es lohnt sich also, besonders darauf zu achten, regelmäßig ausreichend erholsamen Schlaf zu bekommen.

Bei einer Schlafdauer von ca. sechs bis acht Stunden hat der Körper in aller Regel genug Zeit, sich zu erholen. Wenn Sie Ihrem Körper dagegen öfter Schlaf entziehen oder Ihnen durch Schlafstörungen der Schlaf geraubt wird, führt das zu Müdigkeit und Irritierbarkeit am Tag. Sollten Sie Schwierigkeiten mit dem Schlafen haben, ist es hilfreich, bestimmte Schlafrituale zu etablieren. Schlafrituale sind Maßnahmen, die das Einschlafen erleichtern und jeden Tag in den Stunden bis kurz vor dem Schlafengehen durchgeführt werden. Sie dienen dazu, den Körper auf Ruhe einzustellen und können ganz persönlich an die eigenen Vorlieben angepasst werden. So hilft es manchen Personen, im Bett für 30 Minuten zu lesen, 30 Minuten vor dem Zubettgehen einen Tee zu trinken, ein Fußbad mit Lavendelölzusatz zu genießen oder allgemein einen wohltuenden Duft in Form von Aromaölen auf die Rückseite des Kopfkissens zu tropfen.

Auch Ihre Schlafumgebung spielt hierbei eine Rolle. Achten Sie vor dem Schlafengehen auf eine gute Belüftung des Schlafzimmers. Stellen Sie eine entspannte Atmosphäre im Raum her. Das fördert das Wohlbefinden und erleichtert das Zur-Ruhe-Kommen. Bei Einschlafstörungen kann es auch helfen, Ablenkungen, wie z. B. einen Fernseher, aus dem Schlafzimmer zu verbannen.

Sollten Sie nachts öfter aufwachen und dann länger wachliegen, empfiehlt es sich, kurz aufzustehen, etwas Wasser oder einen beruhigenden Tee zu trinken und auf die Ermüdung des Körpers zu warten. Auch das Hören von leiser und ruhiger Musik kann beim erneuten Einschlafversuch behilflich sein. Der folgende Kasten fasst die wichtigsten Strategien für einen gesunden Schlaf zusammen.

Hilfreiche Strategien für ausreichend erholsamen Schlaf

1. *Den Schlafrhythmus des Körpers trainieren:* Gehen Sie möglichst immer zur selben Zeit ins Bett und stehen Sie etwa um dieselbe Uhrzeit morgens auf.
2. *Angenehme Schlafumgebung gestalten:* Das Schlafzimmer sollte ein ruhiger, abgedunkelter Ort sein. Vermeiden Sie es, im Bett fernzusehen, zu arbeiten oder lange auf das Display von Smartphone oder Laptop zu schauen.

3. *Liegenbleiben vermeiden:* Stehen Sie nach dem Aufwachen zeitnah auf. Zu langes Liegenbleiben kann Schlafprobleme verstärken.
4. *Essen und Trinken:* Essen Sie drei Stunden vor dem Schlafen keine großen Mahlzeiten. Gehen Sie weder hungrig noch zu gesättigt zu Bett.
5. *Bewegung:* Nutzen Sie den Tag für ausreichend körperliche Aktivität. Vermeiden Sie aber in den letzten Stunden vor dem Schlafengehen Sport oder andere intensive körperliche Tätigkeiten.
6. *Rauschmittel vermeiden:* Vermeiden Sie Alkohol, Tabak und Koffein in den drei bis vier Stunden vor dem Schlafengehen.
7. *Nicht zu viel „Powernapping":* Schlafen Sie tagsüber nicht mehr als 30 Minuten, dann sind Sie zum Abend hin ausreichend müde, um rasch einzuschlafen.

3.2.5 Positive Einstellung zur eigenen Person

Ein positives Selbstbild und das Bewusstmachen Ihrer eigenen Stärken hilft Ihnen dabei, selbstbewusst zu sein und kann dazu beitragen, Grundanspannung und Sorgen zu reduzieren. Besonders dann, wenn Stimmen abwertende oder negative Dinge über Sie sagen, kann es helfen, aktiv an einem wohlwollenden Blick auf die eigene Person zu arbeiten und so indirekt dazu beizutragen, dass negative Aussagen von Stimmen weniger Raum einnehmen. Kleine Übungen können dabei helfen, ein positives Bild über sich selbst zu fördern: Schreiben Sie sich an jedem Abend etwas Positives, das Sie am Tag erlebt oder getan haben, in ein kleines Notizbuch. Oder planen Sie kleine Momente in Ihren Alltag ein, in denen Sie sich selbst etwas Gutes tun. Das muss nicht immer kostspielig oder von langer Dauer sein. Kleine Momente können eine große Wirkung haben: ein Eis essen, sein Lieblingslied hören, sich selbst ein Kompliment machen, sich eine schöne Postkarte kaufen, einen netten Spruch lesen, Witze lesen oder vielleicht eine Blume pflücken.

Achten Sie darauf, wie Sie mit Erfolgen und Misserfolgen umgehen. Machen Sie sich nicht fertig, wenn Sie etwas einmal nicht schaffen. Vergeben Sie sich selbst, anstatt sich zu kritisieren. Vergegenwärtigen Sie sich, dass wir alle manchmal Fehler machen. Machen Sie sich gleichzeitig gut gemeisterte Situationen bewusst. Hier hilft es, mit kleinen Markierungen Erfolge im Gedächtnis zu behalten: Stecken Sie sich hierzu vielleicht zehn Bonbons in die

Hosentasche. Nach einer erfolgreich gemeisterten Situation essen Sie genüsslich ein Bonbon. Kontrollieren Sie am Ende des Tages, wie viele Bonbons noch in Ihrer Tasche sind, und vergegenwärtigen Sie sich, was Sie alles an einem Tag geschafft haben. Werden Sie sich jeden Tag Ihrer Fähigkeiten und Stärken mehr bewusst.

3.2.6 Vertrauenspersonen und andere Menschen mit Stimmen/Halluzinationen

Ein gutes Netzwerk von Vertrauenspersonen aus Familie und Freundeskreis kann eine große Unterstützung sein. Dabei ist es gar nicht so wichtig, zu wie vielen Menschen ein enges Verhältnis besteht. Die Qualität einzelner Kontakte ist wichtiger als die Menge der Kontakte. Schon einige vertrauensvolle und unterstützende Menschen sind eine große Stütze bei Stress und psychischer Belastung.

Ebenso können Gespräche mit anderen Menschen, die ebenfalls Stimmen oder andere akustische Halluzinationen hören, eine große Kraftquelle sein. Der Austausch mit Menschen, die Ähnliches erleben wie Sie selbst, lässt Sie spüren, dass Sie nicht allein sind. Es fördert ein Wir-Gefühl und erleichtert es noch einmal mehr, über Stimmen und Halluzinationen ohne Sorgen über Vorurteile zu sprechen. Zudem beschreiben Menschen mit Stimmen/Halluzinationen und Angehörige auch, dass gerade der regelmäßige, vertrauensvolle Austausch mit Menschen in derselben Situation dazu führt, dass sie immer weiter an sich selbst arbeiten. In zahlreichen Internet-Communitys finden Menschen mit Stimmen/Halluzinationen heute auch über weite Entfernung eine starke Gemeinschaft (vgl. Kapitel 4.1).

3.3 Hilfreichere Gedanken und Bewertungen in Bezug auf Stimmen/Halluzinationen finden

Ein Grundgedanke der Psychotherapie ist, dass die Art, wie wir auf Erlebnisse reagieren, nicht nur von dem Erlebnis selbst, sondern auch von unseren Erwartungen, Gedanken und unserer Bewertung des Erlebten bestimmt wird. Welche (negativen) Gefühle oder Handlungsimpulse ein Ereignis wie das Hören einer Stimme auslöst, hängt ganz maßgeblich davon ab, welche Gedanken und Annahmen man über die Stimme hat. Überlegen Sie an dieser Stelle doch einmal selbst, was Sie über Ihre Stimmen/Halluzinationen denken.

> Als Hilfsmittel können Sie dazu das Arbeitsblatt 4 (vgl. Anhang, Seite 85f.) nutzen, welches einen Fragebogen mit häufig vorkommenden negativen (und einigen positiven) Überzeugungen im Zusammenhang mit Stimmen/Halluzinationen beinhaltet.

Ein weiteres simples Hilfsmittel, um sich die Wirkung von Überzeugungen, Gedanken und Bewertungen vor Augen zu führen, ist das sogenannte ABC-Schema. Im ABC-Schema wird ein problematisches Ereignis in das „auslösende Ereignis (A)“, die eigene „subjektive Bewertung (B)“ und die sich daraus ergebenden Konsequenzen (C, für das englische Wort „consequences“) unterteilt. Als anschauliches Beispiel dafür, was dies beim Stimmenhören bedeutet, sind in Abbildung 13 verschiedene Arten dargestellt, wie dieselbe Stimme unterschiedlich bewertet wird und welche Konsequenzen diese Bewertungen für das Verhalten und die Gefühle der jeweiligen Personen haben.

Wie man sehen kann, sind die Gefühle und Reaktionen, die die Personen 1 bis 4 auf die Stimme zeigen, sehr unterschiedlich. Für die Personen 1, 2 und 3 führt dieselbe Aussage der Stimme zu unterschiedlichen negativen Bewertungen. Da die Bewertungen jeweils einen etwas anderen Schwerpunkt haben, unterscheiden sich die negativen Gefühle in ihrer Art, aber auch die konkreten Reaktionen von Person 1, 2 und 3.

Bei Person 1 trifft die von der Stimme vorgebrachte Abwertung („Du bist wertlos“) auf eine zustimmende Bewertung, wobei der Fokus der Bewertung auf Person 1 selbst liegt („Die Stimme hat recht mit ihrer Einschätzung über mich“). In der Folge leidet das Selbstwertgefühl von Person 1 weiter und sie fühlt sich niedergeschlagen.

Bei Person 2 dagegen liegt der Fokus zum Teil auf der Bewertung der Stimme und der eigenen Beziehung zu ihr („Die Stimme hat mehr Macht als ich und kann schlimme Dinge passieren lassen“). Aus dieser Bewertung heraus verstärken sich bei Person 2 die Angst vor der Stimme und der Druck dem nachzugeben, was die Stimme befiehlt.

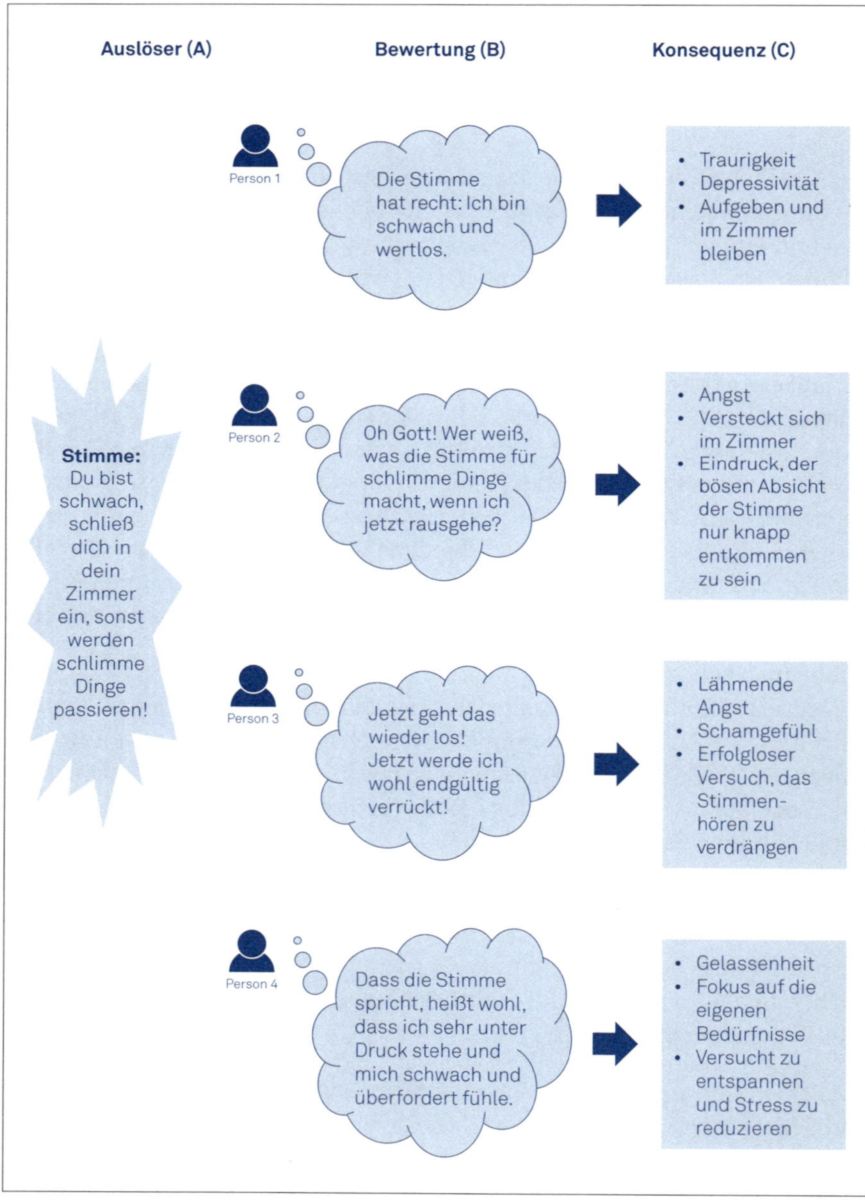

Abbildung 13: Verschiedene Bewertungen derselben Art des Stimmenhörens

Person 3 schließlich hat einen sehr starken Fokus auf die befürchtete katastrophale Bedeutung ihres Stimmenhörens („Ich werde verrückt") und fühlt sich dadurch stark verängstigt. Um ihre Angst zu reduzieren, versucht sie möglicherweise das Stimmenhören komplett auszublenden und zu verdrängen. Wann immer das nicht klappt, verstärkt das die Angst.

Person 4 hingegen betont gedanklich die möglichen Hintergründe bezüglich der Frage, warum die Stimme gerade jetzt spricht („Stimmen entstehen durch Stress!" → „Dass ich jetzt diese Stimme höre bedeutet, dass ich gestresst bin, und es vielleicht noch gar nicht bemerkt habe."). Daraus ergibt sich für Person 4 ein Anlass, aufmerksam mit sich selbst umzugehen und nach dem belastenden Auslöser für den Stress zu suchen.

Um den Blick für Ihre eigenen Bewertungen und Gedanken zu schärfen, die im Zusammenhang mit Stimmen/Halluzinationen aufkommen, lohnt es sich, selbst das eine oder andere ABC-Schema zu erstellen. Damit gelingt es häufig, sich ein genaueres Bild zu machen, neue Erkenntnisse über den Ist-Zustand zu erlangen und problematische Bewertungen und Gedanken zu erkennen.

> Arbeitsblatt 5 (vgl. Anhang, Seite 87) enthält eine Vorlage für ein ABC-Schema. Mithilfe dieses Schemas können Sie Ihre eigenen Bewertungen und Reaktionen genauer untersuchen.

ABC-Schema – Eigene Bewertungen finden und herausarbeiten

Wenn Sie selbst herausfinden wollen, welche Bewertungen Sie über Ihre Stimmen/Halluzination haben, erstellen Sie ein ABC-Schema für ein eigenes Erlebnis. Hilfreich ist es dabei, sich eine möglichst konkrete Situation vorzunehmen. Eine Situation, bei der Sie sich noch gut erinnern können, wann und wo die Stimme/Halluzination auftrat und was genau die Stimme gesagt hat bzw. was der Inhalt der Halluzination war. Das wird im Arbeitsblatt 5 unter Auslöser (A) eingetragen. In einem zweiten Schritt widmen Sie sich zunächst der Konsequenz (C) und schreiben auf, welche Gefühle dabei aufkamen und was Sie in Reaktion auf die Stimme/Halluzination getan (oder nicht getan) haben. In einem dritten und letzten Schritt beginnt nun die Detektivarbeit, die darin besteht herauszufinden, welche eigenen Gedanken und Bewertungen zwischen dem Auslöser und der Konsequenz liegen. Haben Sie bei der Suche nach Ihren eigenen Bewertungen (B) Geduld mit sich! Die Gedanken über die Stimmen kommen meistens ganz automatisch und wie von selbst, sobald die

Stimme etwas sagt. Meist fühlt es sich erst einmal wie selbstverständlich an, genau so auf die Stimme zu reagieren, wie Sie es getan haben. Falls es Ihnen schwerfällt, die eigenen Bewertungen in Worte zu fassen, hilft vielleicht folgender Trick: Stellen Sie sich vor, Sie müssten das Erlebnis einem kleinen Kind erklären: Beschreiben Sie ganz klar und einfach, warum Sie mit bestimmten Gefühlen und Handlungen reagiert haben.

3.3.1 Gedanken und Bewertungen prüfen – Indizien sammeln

Haben Sie Ihre eigenen Gedanken und Bewertungen einmal klar benannt, können Sie sie auf den Prüfstand stellen: *Stimmt diese Bewertung so?* Ein Weg, das zu tun, ist, auf die Suche nach Indizien für und gegen Ihre Bewertung zu gehen. Hier hilft es, sich selbst eine Liste mit Anhaltspunkten zu erstellen, die für und gegen eine Überzeugung sprechen. Anhand dieser Liste können Sie überlegen, ob und wie Sie die eigene Bewertung der Stimme/Halluzination verändern möchten, damit sie mehr den Tatsachen entspricht.

Mithilfe von Arbeitsblatt 6 (vgl. Anhang, Seite 88) können sie eine Liste erstellen, anhand derer Sie Ihre Gedanken und Bewertungen überprüfen können.

Ein Beispiel für eine solche Liste, wie Sie beispielsweise Person 1 aus dem Beispiel in Abbildung 13 (vgl. Seite 50) erstellen würde, finden Sie in Abbildung 14. Person 1 möchte sich vielleicht weniger von der Stimme herunterziehen lassen. Dazu stellt sie die von der Stimme hervorgerufene Bewertung „Ich bin schwach und wertlos" auf den Prüfstand. Was spricht eigentlich aus Sicht von Person 1 dafür, die Bewertung zu übernehmen und sich für schwach und wertlos zu halten? Und was spricht vielleicht dafür, dass man das auch anders sehen könnte? Aufgrund einer solchen Sammlung von Gründen und Gegengründen bzw. Beweisen und Gegenbeweisen kann Person 1 schließlich entscheiden, ob sie die ursprüngliche Bewertung ganz oder teilweise verwirft. Und wie vielleicht eine der Wirklichkeit näherkommende Bewertung aussehen könnte.

Für Person 1 könnte sich aus den obigen Listen vielleicht ergeben, dass die Bewertung „Ich bin schwach und wertlos" nicht passt. Eine passendere Be-

Bewertung/Gedanke:

Die Stimme hat recht: Ich bin schwach und wertlos.

Anhaltspunkte dafür	Anhaltspunkte dagegen
• Ich habe mich nie gegen das Mobbing in der Schule wehren können. • Ich habe das Abitur abgebrochen.	• Ich helfe oft meiner Familie. • Ich habe einem Freund in einer Krise geholfen. • Ich habe trotz vieler Schwierigkeiten eine Ausbildung geschafft und heute einen sicheren Job.

Abbildung 14: Beispiel für eine Liste, mit der eine negative Bewertung überprüft wird

wertung wäre dagegen: „Ich bin zwar nicht perfekt, aber für viele Menschen bin ich wertvoll und kann für sie stark sein“. Das ist ein wichtiger und großer erster Schritt!

Diese neue Bewertung gilt es dann im Alltag zu kultivieren. Zum Beispiel können Sie sich diesen neuen Gedanken auf eine Karteikarte schreiben, die Sie in schwierigen Momenten jederzeit hervorholen können. Manchmal ist es zudem hilfreich, der Stimme diesen eigenen Standpunkt direkt mitzuteilen, wenn sie sich erneut mit den gleichen Kommentaren zu Wort meldet (vgl. Kapitel 3.4).

Manchmal bietet es sich auch an, den Wahrheitsgehalt einer Überzeugung zu überprüfen. Person 2 aus dem Beispiel in Abbildung 13 (vgl. Seite 50) könnte etwa auf der Suche nach Indizien feststellen, dass es gar nicht so viele Anhaltspunkte dafür gibt, ob die Stimme etwas Schlimmes tun kann, wenn man nicht auf sie hört. Hier hilft es manchmal, sich kleine „Experimente“ zu überlegen, um weitere Indizien zu sammeln: Wie können Sie sich in Zukunft anders verhalten, um Ihre Annahmen und Bewertungen bezüglich der Stimme/Halluzination auf die Probe zu stellen? Im Beispiel von Person 2 könnte man überlegen, wie man zunächst im kleinen Rahmen ausloten kann, welche Befürchtungen über die Macht der Stimmen wirklich zutreffen. Hierzu müsste Person 2 im Vorfeld überlegen, welcher Ausgang dieses Experiments für oder gegen die Annahme sprechen könnte. Was genau wäre ein Hinweis darauf, dass die Stimme „schlimme Dinge passieren lassen kann"? Was würde passieren (oder auch nicht passieren), wenn die Stimme das nicht tun kann? Sobald man diese Möglichkeiten vor Augen hat, kann man durch eine Veränderung der eigenen Reaktion (z.B., indem man einmal nicht oder nicht vollständig auf die Stimme hört) ausprobieren, was passiert.

3.3.2 Sich für oder gegen Überzeugungen entscheiden – Das Vier-Felder-Schema

Manchmal lassen sich nur wenige eindeutige Anhaltspunkte finden, die für oder gegen eine Bewertung sprechen. Zum Beispiel, weil man eine Bewertung nie auf die Probe gestellt hat. Oder weil es gar nicht möglich ist, die Bewertung zweifelsfrei zu überprüfen. Wenn Sie sich bei der oben beschriebenen „Wahrheitssuche" mithilfe von Indizien schwertun, hilft es manchmal, die Frage *„Stimmt das?"* zu verschieben und sich zunächst zu fragen: *„Was bringt mir diese Bewertung? Und was kostet sie mich?"*

Bei diesem Ansatz sammeln Sie keine Beweise für oder gegen etwas, sondern nutzen stattdessen ein sogenanntes Vier-Felder-Schema. In die vier Felder tragen Sie Schritt für Schritt die Vor- und Nachteile ein, die eine bestimmte Bewertung für Sie hat. Im ersten Schritt schreiben Sie auf, was die *Vorteile und Nachteile sind, wenn Sie weiter an diese Bewertung glauben*. Im zweiten Schritt sammeln Sie dann *Vorteile und Nachteile, die es hätte, nicht mehr an dieser Bewertung festzuhalten*. Denken Sie bei der Suche nach Vorteilen und Nachteilen daran, was Ihnen im Leben wichtig ist und was Ihre Ziele sind. Inwiefern hindert Sie das Festhalten an einer Bewertung daran, diese Ziele zu erreichen? Wären Ihre Ziele leichter zu erreichen, wenn Sie Ihre Überzeugungen ändern würden?

> Das Arbeitsblatt 7 (vgl. Anhang, Seite 89) enthält ein Vier-Felder-Schema, mit dessen Hilfe Sie Vor- und Nachteile Ihrer bisherigen Reaktion auf die Stimme abwägen können.

Person 2 aus dem Beispiel in der Abbildung 13 (vgl. Seite 50) kann vielleicht nur wenige Anhaltspunkte finden, die dafür oder dagegen sprechen, dass die Stimme „schlimme Dinge passieren lassen kann". Aber es hat viele Auswirkungen auf ihr Leben, weiter an die Macht der Stimmen zu glauben, – und es würde sich befreiter leben, wenn sie nicht mehr daran glauben würde (vgl. Abbildung 15).

Bewertung/Gedanke:

Wenn ich mich der Stimme widersetze, passiert vielleicht wirklich etwas Schlimmes. Ich höre besser auf das, was sie sagt.

Die Bewertung beibehalten	**Die Bewertung verwerfen**
Vorteile/Gründe dafür: • *Wenn ich auf die Stimme höre, passiert in jedem Fall nichts Schlimmes.*	Vorteile/Gründe dafür: • *Es würde sich gut anfühlen, sich endlich nicht mehr einschüchtern zu lassen.* • *Ich würde mich wieder mehr mit Freunden treffen können.* • *Wenn es eine leere Drohung ist, wüsste ich, dass ich vor der Stimme keine Angst mehr haben muss.* • *Die einzige Möglichkeit herauszufinden, ob die Stimme wirklich etwas passieren lassen kann, ist, es drauf ankommen zu lassen.*
Nachteile/Gründe dagegen: • *Wenn das eine leere Drohung ist, dann mache ich mich umsonst verrückt.* • *Wenn ich immer nur auf die Stimme höre, werde ich nie erfahren, ob meine Angst unbegründet ist.* • *Ich verpasse ganz schön viel von meinem Leben.*	Nachteile/Gründe dagegen: • *Der Stimme wird das nicht gefallen.* • *Wenn sie doch etwas tun kann, wird sie ihr Vorhaben eventuell umsetzen.*

Abbildung 15: Beispiel für die Abwägung von Vor- und Nachteilen mithilfe eines Vier-Felder-Schemas

Die Entscheidung, der eigenen Überzeugung weiter zu folgen, wird zu einer Abwägung von Vor- und Nachteilen bzw. Kosten und Nutzen. Im Beispiel von Person 2 hieße bei der Bewertung zu bleiben ein „auf Nummer Sicher gehen" (Vorteil: „Wenn ich auf die Stimme höre, passiert in jedem Fall nichts Schlimmes"). Die damit verbundenen Kosten (viele Einschränkungen und die Unmöglichkeit, mit der Überzeugung ein normales Leben zu führen) könnten jedoch zusammen Grund genug dafür sein, das Risiko einzugehen und nicht mehr auf die Stimme zu hören.

3.3.3 Für Stimmenhörende: Neue Bewertungen und Bedeutungen entdecken

Haben Sie Ihre hilfreichen Bewältigungsstrategien schon länger gefunden oder sich durch die Arbeit mit diesem Ratgeber einen „Werkzeugkoffer" an hilfreichen Strategien zusammengestellt? Haben Sie vielleicht schon erste Erfahrungen mit der Überprüfung und Veränderungen von Überzeugungen über Ihre Stimmen gemacht? Dann sind Sie im Umgang mit Stimmen schon einen großen Schritt vorangekommen. Für Menschen in dieser sogenannten Organisationsphase kann es ein nächster Schritt sein, sich mit den Merkmalen Ihrer Stimmen vertrauter zu machen. Ein intensiverer Blick auf den Tonfall der Stimmen und das, was sie genau sagen, sowie auf die möglichen Zusammenhänge des Stimmenhörens zur eigenen Lebensgeschichte kann zu einem tieferen Verständnis der Stimmen führen.

Um die Stimmen voneinander unterscheiden zu können, bietet sich auch in dieser Phase das Schreiben eines Stimmenhörtagebuches an. Hier werden die Aussagen der Stimmen und die mit ihnen verbundenen Emotionen aufgeschrieben. Zusätzliche Informationen wie Geschlecht der Stimme, Tonfall, Zeitpunkt des Auftretens der Stimmen, sowie ggf. die Situation, die dem Stimmenhören vorausging, ermöglichen einen zweiten Blick auf potenzielle Gründe für das Stimmenhören. Können Sie die Tonart einer Stimme und das Geschlecht erkennen? Dann stellt sich die Frage, ob die Stimme Ähnlichkeit zu einer realen Person hat. Auch vorerst negativ empfundene Botschaften der Stimmen können nun auf ihre Bedeutung hin überprüft werden. So können vielleicht auch andere hilfreichere Interpretationen gefunden werden. Zum Beispiel kann die Äußerung „Pass auf! Es werden schlimme Dinge passieren“ (vgl. das Beispiel in Abbildung 13 auf Seite 50) auch bedeuten: „Du fühlst dich bedroht, deshalb rate ich dir, auf dich aufzupassen“, und so auf ein inneres Unbehagen hinweisen. Wie hilfreich eine veränderte Interpretation der Botschaft der Stimme sein kann, veranschaulicht auch das folgende Beispiel.

Beispiel: Eine veränderte Bedeutung der Stimme

Frau A. hört immer wiederkehrend drei verschiedene Stimmen. Zwei der Stimmen empfindet sie immer als negativ und sie kann sie nicht eindeutig realen Personen zuordnen. Die dritte Stimme, eine weibliche, jugendlich klingende Stimme, kommt immer dann dazu, wenn die anderen Stimmen Frau A. beschimpfen. Diese dritte Stimme ruft um Hilfe. Anfangs hat es Frau A. sehr belastet, dass sie in ihrer Not auch noch dieser unbekannten Stimme helfen sollte. Bei genauerer Betrachtung erinnerte sie der Tonfall der hilferufenden Stimme an ihre Schwester, zu der sie immer ein gutes Verhältnis hatte und die in schwierigen Zeiten für sie da ist. Anhand dieser Erkenntnis überlegte sie neu, was das Hilferufen der Stimme bedeuten könnte. Anhand der Erinnerungen an gemeinsame Erlebnisse mit ihrer Schwester und der guten Beziehung zu ihr kam sie zu dem Schluss, dass diese Stimme vielleicht etwas Gutes will. Vielleicht fordert die Stimme mit Hilferufen Frau A. auf, sich in ihrer Not zu helfen. Damit ist die Stimme für Frau A. heute ein Signal geworden, selbstfürsorglich mit sich umzugehen und sich Hilfe zu suchen.

Das Hinterfragen der eigenen Stimmen ist eine sehr persönliche und anspruchsvolle Aufgabe. Häufig ist es für Betroffene zunächst schwer vorstellbar, hinter belastenden Stimmen eine tiefergehende Bedeutung zu sehen. Der Austausch mit Vertrauenspersonen kann bei dieser Suche helfen. Ebenso ist der Erfahrungsaustausch mit anderen Betroffenen, z. B. in Gruppen oder speziellen Foren (vgl. Kapitel 4.1) hilfreich, um neue Sichtweisen kennenzulernen. Auch eine Psychotherapie kann genutzt werden, um sich mithilfe professioneller Unterstützung mit der Bedeutung der Stimmen und der eigenen Bewertung dieser Stimmen tiefergehend auseinanderzusetzen.

3.4 Selbstbewusst mit den Stimmen in Kontakt treten

3.4.1 Stimmen als Interaktionspartner

Viele Stimmenhörende berichten, über einen längeren Zeitraum mit ihren Stimmen auf eine Art in Kontakt zu stehen, die der Beziehung zu anderen Menschen recht ähnlich ist. Insbesondere belastende und bedrohliche Stimmen fühlen sich im Extremfall wie ein übermächtiger Peiniger an, dem man ohnmächtig ausgeliefert ist.

Deshalb kann es für Betroffene aber auch von besonderem Nutzen sein, mit der Stimme wie mit einem schwierigen Interaktionspartner zu sprechen. Besonders bei schwierigen Stimmen ist hierbei das Ziel, durch das Üben einer selbstbewussten Antwort auf die Stimmen das Gefühl der eigenen Machtlosigkeit abzubauen. In Tabelle 3 finden Sie grundlegende Gesprächstechniken, um auf negative, belastende Stimmen zu reagieren. Manche Leute spre-

Tabelle 3: Hilfreiche Antworten auf Stimmen

Verhalten	Ziel des Verhaltens
Antworten Sie den Stimmen bewusst und kurz mit Ja oder Nein.	• Eine Diskussion mit den Stimmen unterbrechen/vermeiden.
Vereinbaren Sie mit den Stimmen eine bestimmte Zeit, zu der Sie sich mit ihnen beschäftigen. Bis zu dieser Zeit schicken Sie die Stimmen weg.	• Kontrolle zurückgewinnen. • Zeit ohne die Stimmen bekommen, indem man ihnen einen festen Termin gibt.
Bewusstes Zuhören: Entscheiden Sie selbst, bei welchen Botschaften Sie den Stimmen zuhören und welche Botschaften Sie ignorieren möchten.	• Den eigenen Standpunkt herausstellen. • Sich klar machen, wo man die Dinge anders sieht als die Stimmen.
Widersprechen Sie den Stimmen bei inakzeptablen Äußerungen und schicken Sie sie weg, wenn sie weitermachen.	• Den Stimmen Grenzen setzen.

chen dabei in Gedanken zu ihren Stimmen. Anderen hilft es, ihre Antwort auf die Stimmen auszusprechen. Wenn Sie bemerken, dass Ihnen das laute Aussprechen in der Öffentlichkeit unangenehm ist, kann es helfen, ein Handy ans Ohr zu halten, sodass es für andere aussieht, als würden Sie telefonieren.

3.4.2 Interaktion mit Stimmen – Selbstbewusst den eigenen Standpunkt vertreten

Insbesondere bei belastenden, störenden oder bedrohlichen Stimmen neigen die meisten Menschen dazu, mit Flucht zu reagieren oder die Stimme über sich ergehen zu lassen (vgl. Abbildung 16). Viele hoffen, dass die bedrohlichen oder quälenden Äußerungen der Stimmen so schneller vorübergehen (passive Reaktion). Andere reagieren vielleicht, indem sie wütend werden und versuchen, sich zur Wehr zu setzen (aggressive Reaktion). Beide

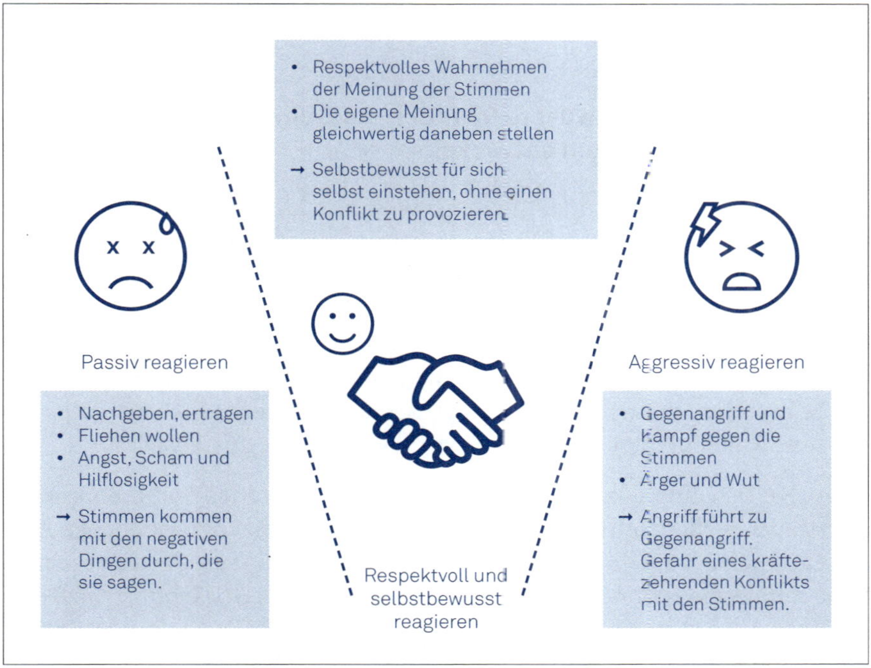

Abbildung 16: Unterschiedliche Arten, auf eine belastende Stimme einzugehen

Reaktionen sind ganz natürliche Verhaltensweisen, auf die jeder Mensch automatisch zurückgreift, wenn ein anderer Mensch (oder eine Stimme) schwierig wird.

In bestimmten Situationen kann es durchaus nützlich sein, auf eine dieser Arten zu reagieren. Wichtig ist aber, zu erkennen, wann passive oder aggressive Reaktionen nicht hilfreich sind. Denn sowohl passives als auch aggressives Reagieren in Streitigkeiten hat gewisse Konsequenzen und Risiken. Wer der Stimme nachgibt, indem er nichts tut, nimmt dabei möglicherweise in Kauf, dass die Stimme (vorerst) die Oberhand behält. Wer aggressiv reagiert, erzeugt damit möglicherweise Gegenaggressionen und begibt sich in ein fortgesetztes Hin und Her, also in einen längeren Streit.

Deshalb ist es sinnvoll, sich eine weitere Verhaltensweise anzueignen, bei der man respektvoll seine eigene Sichtweise neben der Sichtweise der Stimme präsentiert und seine eigene Position vertritt, ohne den Streit anzuheizen. Diese selbstbewusste Reaktion entspricht erst einmal nicht dem natürlichen Kampf- oder Fluchtinstinkt und braucht deshalb einiges an Übung.

3.4.3 Eine selbstbewusste Reaktion auf Stimmen in fünf Schritten entwickeln

Nachfolgend finden Sie eine Anleitung, wie Sie Schritt für Schritt Ihre eigene selbstbewusste Antwort auf Stimmen formulieren. Probieren Sie aus, was Ihnen helfen kann. Nur eine wichtige Sache vorweg: Es kann herausfordernd sein, die eigene Reaktion auf Stimmen im Alleingang zu verändern. Unter Umständen gestaltet sich dieser Weg leichter, wenn Sie ihn in psychotherapeutischer Behandlung oder im Rahmen einer Selbsthilfegruppe mit anderen Betroffenen in Angriff nehmen. Vielleicht kann auch eine vertraute Person unterstützen, mit der Sie sich über diese Strategie austauschen.

Wenn Sie sich eine selbstbewusste Antwort auf schwierige Stimmen zusammenstellen wollen, hilft es, in den folgenden Schritten vorzugehen. Die Antwort können Sie auf ein Blatt Papier schreiben. Oft hilft es, die aufgeschriebene Antwort immer bei sich zu haben. So dient sie als Gedächtnisstütze und Sie können sie in einer schwierigen Situation vorlesen. Weil belastende Stimmen häufig dasselbe Thema wiederholen, passt die vorbereitete Reaktion meist gut zu den typischen Aussagen der Stimme.

Nutzen Sie Arbeitsblatt 8 (vgl. Anhang, Seite 90), um Ihre eigene selbstbewusste Antwort auf die Stimme zu erarbeiten.

Schritt 1: Den Standpunkt der Stimme anerkennen. Zunächst einmal signalisieren Sie, dass Sie die Meinung der Stimme wahrgenommen haben. Hierfür reicht vielleicht ein einfacher Satz wie „Ich höre, was du sagst". Stattdessen können Sie die Aussage der Stimme auch in Ihren eigenen Worten zusammenfassen (z. B. „Ich habe verstanden, dass du davon ausgehst, dass ich nichts kann"). Durch diesen ersten Schritt vermeiden Sie es, die Stimme einfach nur aggressiv zu konfrontieren. Sie bauen eine Antwort auf, bei der Sie der Stimme mit Respekt und auf Augenhöhe begegnen. Selbst wenn die Stimme aggressiv ist, bleiben Sie gelassen und signalisieren ihr, dass Sie sich anhören, was sie Ihnen mitteilt.

Schritt 2: Das eigene Gefühl anerkennen. Häufig sind die Dinge, die Stimmen sagen, deshalb so schwer auszuhalten, weil sie einen wunden Punkt treffen. Eine Stimme, die sagt, dass man wertlos ist, trifft vielleicht das eigene niedrige Selbstwertgefühl. Instinktiv wird jeder Mensch nach so einem Angriff versuchen, dieses Gefühl möglichst schnell wieder loszuwerden. Deshalb ist die Antwort auf eine solche Stimme häufig passiv oder vermeidend: Man möchte diesem unangenehmen Gefühl entgehen, dass die Stimme einen „erwischt" hat. Indem man sich nun allerdings selbstbewusst dieses Gefühl eingesteht, erkennt man die eigenen Zweifel und wunden Punkte an, übernimmt Verantwortung für sie und baut die Angst davor ab. Und dadurch verliert auch die Stimme ein Stück weit die Macht darüber. In unserem Beispiel könnte die Antwort sein: „Manchmal zweifele ich auch selbst an meinem Wert" oder „Manchmal fühle ich mich auch selbst wertlos".

Schritt 3: Den eigenen Standpunkt vertreten. Mit dieser Vorarbeit stellen Sie nun im dritten Schritt Ihre eigene Meinung dar (etwa „Ich sehe das aber anders: Ich weiß, dass ich nicht wertlos bin"). Formulieren Sie hier deutlich, was Sie anders sehen als die Stimme und was das für Sie bedeutet. Manchmal geben Stimmen in diesem Zusammenhang auch Befehle oder Anweisungen. Antworten Sie auch darauf entsprechend Ihren Wünschen (z. B. „Deshalb höre ich jetzt nicht auf dich, wenn du mir sagst, dass ich mich von anderen Menschen fernhalten soll").

Schritt 4: Den eigenen Standpunkt untermauern. Erfahrungsgemäß wird die Stimme nicht direkt nachgeben. Häufig wird sie einfach weitermachen. Daher sollten Sie sich im Vorfeld bereits einige Argumente und bestenfalls sogar Beweise für die eigene Meinung zurechtlegen (z. B. „Ich bin nicht wertlos, weil ich weiß, dass ich meiner Familie wichtig bin"). Bei der Suche nach Argumenten können Sie auch auf die Anhaltspunkte zurückgreifen, die Sie vielleicht schon bei der Beschäftigung mit dem Thema in Kapitel 3.3.1 gesammelt haben. Nehmen Sie, wenn Sie Ihren Standpunkt vertreten, eine selbstbewusste Körperhaltung ein. Das kann heißen: gerade stehen, unruhige Bewegungen sein lassen, langsam und deutlich sprechen, nach vorne, statt auf den Boden schauen und so weiter. Experimentieren Sie ruhig vor einem Spiegel und schauen Sie, was sich gut anfühlt und richtig aussieht.

Schritt 5: Die Unterhaltung zu den eigenen Bedingungen beenden. Gerade am Anfang, wenn diese Methode verwendet wird, kann es sein, dass die Stimme einfach weitermacht und wiederholt, was sie gesagt hat, ohne auf Ihren Standpunkt zu reagieren. Bleiben Sie respektvoll und standhaft! Nennen Sie alle Argumente, die Sie haben, und wiederholen Sie gegebenenfalls Ihren Standpunkt noch ein- oder zweimal. Wenn Sie alles gesagt haben, dann verlassen Sie das Gespräch mit der Stimme. Bleiben Sie höflich, aber sagen Sie ihr klar, dass Sie nicht weiter zuhören werden. Nehmen Sie dann die Tätigkeit wieder auf, mit der Sie beschäftigt waren, bevor die Stimme kam, oder gehen Sie einer angenehmen bzw. ablenkenden Beschäftigung nach. In Abbildung 17 finden Sie ein Beispiel dazu, wie eine selbstbewusste Reaktion aussehen kann, die mithilfe des Arbeitsblattes 8 (vgl. Seite 90 im Anhang) ausgearbeitet wurde.

Die Stimme sagt:

„Du kannst nichts! Du bist absolut wertlos! Niemand will mit dir etwas zu tun haben! Bleib in deinem Zimmer, bleib allein!"

Schritt 1: Ich höre, was du sagst. Ich höre, dass ...

... du mich nicht für wertvoll hältst.

Schritt 2: Ich denke/fühle manchmal selbst, dass ...

... ich weniger wertvoll bin als andere. Ich zweifele öfter an mir selbst und habe bestimmt schon Menschen enttäuscht.

Schritt 3: Ich sehe das trotzdem ein bisschen anders, und zwar ...

... kann ich schon was und bin für einige Menschen sehr wichtig. Ich muss mich auf jeden Fall nicht immer wertlos fühlen. Und deshalb werde ich mich jetzt auch mit anderen treffen.

Schritt 4: Ich sehe das anders, weil ...

1. *... ich weiß, dass meine Familie mich schätzt.*
2. *... ich vorgestern erst einer Freundin geholfen habe.*
3. *... meine Freunde mir sagen, dass sie gerne bei mir sind.*

(Antwort mehrfach wiederholen und alle Argumente nennen.)

Schritt 5: Ich habe alles gesagt und gehe jetzt.

Exit-Strategie:

- *Mit jemandem reden, jemanden anrufen.*
- *Musik hören, falls gerade niemand da ist.*

Abbildung 17: Beispiel einer selbstbewussten Reaktion auf eine belastende Stimme

4 Unterstützung – Welche Hilfsmöglichkeiten gibt es?

Bei belastenden Stimmen/Halluzinationen wird nach heutigem Stand eine Kombination verschiedener Hilfsangebote empfohlen. Bei Stimmen/Halluzinationen im Rahmen einer psychotischen Störung ist hier nach aktuellen Leitlinien (d.h. nach den landesweit gültigen Behandlungsempfehlungen) eine Kombination aus Medikamenten und Psychotherapie angezeigt. Darüber hinaus haben sich zudem Stimmenhörende und Menschen mit Halluzinationen zu verschiedenen Verbänden zusammengeschlossen und bieten Selbsthilfe und Aufklärung für Menschen mit Stimmen/Halluzinationen an.

4.1 Nicht allein – Stimmenhörenden-Communities

Um einen guten Umgang mit den Stimmen/Halluzinationen zu erlernen und über das Erlebte zu sprechen, bietet sich ein Austausch mit anderen Betroffenen an. Dieser Austausch hilft, ein tieferes Verständnis für die eigene Lage zu entwickeln und neue Ideen zur Bewältigung von Stimmen/Halluzinationen zu erhalten. Hierzu gibt es mittlerweile eine große Bandbreite an sogenannten Communities für Stimmenhörende. Diese Communities finden Sie über die entsprechenden Internetseiten (für einige Beispiele vgl. Seite 76 im Anhang). Auf diesen Internetseiten werden sowohl allgemeine Informationen zum Thema Stimmen/Halluzinationen angeboten als auch der virtuelle Austausch unter Betroffenen ermöglicht.

Eine weltweite Organisation, bekannt unter dem Namen *Intervoice*, veranstaltet in regelmäßigen Abständen große Treffen mit Teilnehmerinnen und Teilnehmern aus verschiedensten Ländern. Auf diesen Treffen werden auch Vorträge zum aktuellen Forschungsstand gehalten. Außerdem kümmert sich die Organisation um die Veröffentlichung und Übersetzung von Literatur. Sie setzt sich dafür ein, dass die Thematik der akustischen Halluzinationen entmystifiziert wird und eine Enttabuisierung stattfindet.

Darüber hinaus gibt es die Möglichkeit, eine der zahlreichen Selbsthilfegruppen aufzusuchen. Welche Selbsthilfegruppe sich in der Nähe Ihres Wohnortes befindet, kann entweder im Internet recherchiert oder bei der ortsnahen psychiatrischen Klinik erfragt werden.

Viele ambulante Begegnungsstätten bieten unter anderem ebenfalls die Möglichkeit eines Informationsaustausches an. Die sogenannten trialogischen Treffen dienen dem Austausch von Informationen sowohl unter den Expertinnen und Experten in eigener Sache, also den Stimmenhörenden, sowie Angehörigen als auch Vertreterinnen und Vertretern professioneller Behandlung (z. B. Ärztinnen und Ärzten, Pflegekräften sowie Psychologinnen und Psychologen). Eine Übersicht über die Themenbereiche, Treffpunkte und Termine bieten auch hier die Webseiten der Vereine.

4.2 Möglichkeiten einer medikamentösen Therapie

Wenn die Stimmen/Halluzinationen quälend sind oder durch sie der normale Alltag nicht mehr bewältigt werden kann, ist häufig eine antipsychotische Medikation ein Ansatz zur Behandlung. Medikamente, die Stimmen/Halluzinationen mindern, werden Antipsychotika (oder auch Neuroleptika) genannt. Mittlerweile gibt es eine große Auswahl solcher Medikamente. Bei Schizophrenie und anderen psychotischen Störungen gelten sie als ein zentraler Baustein in der akuten Behandlung und zur Vermeidung von Rückfällen nach einer Phase mit belastenden Symptomen wie Stimmen/Halluzinationen.

Die Behandlung mit einem Antipsychotikum benötigt Zeit. Eine erste Wirkung spüren viele schon relativ schnell, in der Regel braucht es aber zwei bis drei Wochen regelmäßige Einnahme, um einen stabilen Wirkungsgrad aufzubauen. Welches Medikament das passende ist, hängt zum Großteil davon ab, ob die Stimmen/Halluzinationen ausreichend selten werden bzw. ganz verschwinden und ob sich Nebenwirkungen zeigen. Deshalb ist eine engmaschige Betreuung durch eine Fachärztin bzw. einen Facharzt nötig. Diese bzw. dieser spricht in der Behandlung mit den Patientinnen und Patienten über die Wirkungsweise und die Dauer der Medikamenteneinnahme, wägt mit ihnen Nutzen und Risiken ab und sucht nach einem geeigneten Präparat. Gerade wenn Sie erstmals anfangen, ein Antipsychotikum einzunehmen, kann es daher auch zu einem Wechsel des Arzneimittels kommen, um die Wirkung durch die Behandlung zu verbessern oder das Auftreten von einschränkenden Nebenwirkungen zu verhindern.

Mögliche Nebenwirkungen der Antipsychotika sind Schwindel und Übelkeit, Bewegungsstörungen, erhöhter Speichelfluss, Mundtrockenheit oder Gewichtszunahme. Zudem besteht bei einzelnen Medikamenten ein Risiko für Veränderungen des Blutbildes, weshalb regelmäßige Kontrolluntersuchungen zu einer fachgerechten Behandlung gehören.

Sollten Sie sich für eine Behandlung mit Medikamenten entscheiden, ist die Beratung durch eine Fachärztin bzw. einen Facharzt unerlässlich. Bedenken Sie dabei auch, dass ein engmaschiger, vertrauensvoller Austausch wichtig ist. Je offener und ehrlicher Sie über Ihre Erfahrungen mit Medikamenten sprechen und von deren Wirkung und möglichen Nebenwirkungen berichten, desto besser kann es gelingen, ein Medikament zu finden, mit dem Sie zufrieden sind.

Welche Einnahmedauer Ihnen für das Medikament empfohlen wird, hängt unter anderem davon ab, ob die Stimmen/Halluzinationen bei Ihnen zum ersten Mal auftreten oder schon öfter aufgetreten sind, und im Rahmen welcher psychischen Störung Ihre Stimmen/Halluzinationen auftreten. Beim ersten Auftreten im Rahmen einer Schizophrenie wird zum Beispiel empfohlen, das Medikament für mindestens zwei Jahre regelmäßig einzunehmen. Sollte danach der Wunsch bestehen, das Medikament abzusetzen, wird es in der Regel langsam reduziert und nach dem Absetzen durch regelmäßige Gesprächstermine bei einer Fachärztin bzw. einem Facharzt noch eine Weile beobachtet, ob es Anzeichen für einen Rückfall gibt.

Zusätzlich können angstlösende Medikamente (sogenannte Benzodiazepine) in einem psychischen Ausnahmezustand helfen, wieder handlungsfähig zu werden. Im Gegensatz zu Antipsychotika sollten Benzodiazepine aber nicht dauerhaft eingenommen werden.

Antipsychotika können nachgewiesenermaßen Stimmen/Halluzinationen reduzieren und lindern. Bei einigen bewirken sie sogar, dass Stimmen/Halluzinationen ganz aufhören: Eine Befragung von etwa 200 Patientinnen und Patienten, die unter ihren Stimmen/Halluzinationen litten und deshalb für einen längeren Zeitraum Medikamente nahmen, zeigte zum Beispiel, dass etwa die Hälfte der Befragten nach einiger Zeit keine Stimmen/Halluzinationen mehr erlebte (González, Aguilar, Berenguer, Leal & Sanjuan, 2006). Bei einem weiteren Viertel waren die Stimmen/Halluzinationen seltener geworden und traten in kürzeren Episoden auf. Die übrigen 25 % der Befragten berichteten trotz Medikamenten von unverändert anhaltenden Stimmen/Halluzinationen. Gerade für diese Menschen, bei denen Stimmen/Halluzinationen gleich oder im verminderten Ausmaß dableiben, ist das Zusammenspiel von Medikamenten, einer Psychotherapie und dem Austausch mit anderen Menschen mit Stimmen/Halluzinationen der beste Weg zur erfolgreichen Bewältigung der damit verbundenen Belastung.

4.3 Psychotherapie

Für einige Psychotherapieverfahren – vor allem für die Verhaltenstherapie – hat sich gezeigt, dass sie gut zur Behandlung von Stimmen/Halluzinationen geeignet sind. Dies gilt insbesondere auch für Stimmen/Halluzinationen bei psychotischen Störungen wie Schizophrenie. In den deutschen Behandlungsleitlinien wird deshalb neben einer medikamentösen Behandlung auch eine psychotherapeutische Behandlung dieser Symptomatik empfohlen. In der gegenwärtigen Praxis gibt es jedoch zum Teil noch Vorbehalte, die eine Hürde bei der Suche nach einer Psychotherapie darstellen können.

Psychotherapeutinnen und -therapeuten beschreiben in der Regel auf ihren Websites oder in Verzeichnissen (z. B. Psychotherapeutensuche), welche Störungsbilder sie behandeln. Bei der Suche nach einer Psychotherapie kann es daher helfen, vor Kontaktaufnahme zu prüfen, ob „psychotische Störungen“ oder „Schizophrenie“ im Behandlungsangebot steht. Therapeutinnen und Therapeuten, Ambulanzen und Therapiezentren, die für diese Patientengruppe ausgelegt sind, haben in der Regel auch ein Behandlungsangebot für Menschen, die Stimmen oder andere akustische Halluzinationen hören. Ebenfalls empfiehlt es sich, nach Therapeutinnen und Therapeuten zu suchen, die *kognitive Verhaltenstherapie* anbieten. Für diese Art der Psychotherapie gibt es die meisten Belege, dass sie bei Stimmen/Halluzinationen wirksam ist.

Für andere Therapieschulen (z. B. psychodynamische Verfahren) gibt es zum aktuellen Zeitpunkt weniger klare Befunde, dass sie bei der Bewältigung von Stimmen/Halluzinationen helfen, sodass sie in offiziellen Leitlinien meist nur eingeschränkt empfohlen werden.

In der kognitiven Verhaltenstherapie erarbeiten Sie zunächst zusammen mit Ihrer Therapeutin oder Ihrem Therapeuten ein Modell davon, wie die Stimmen/Halluzinationen in Ihrem Fall zustande gekommen sind und wie sie aufrechterhalten werden. Anhand dieses Modells setzt die Therapie dann an den Stellen an, die bei Ihnen relevant sind. Das kann beispielsweise das Erarbeiten von Bewältigungsstrategien sein, um die Auslöser von Halluzinationen zu reduzieren. Oder aber die ausführliche Prüfung von Bewertungen und Überzeugungen im Zusammenhang mit Halluzinationen oder Stimmen. Neuere Varianten der Psychotherapie hingegen versuchen vor allem, einen konstruktiven Dialog mit Stimmen zu fördern. In diesem Sinne spiegeln die in Kapitel 3 präsentierten Hilfsmittel auch das Spektrum der Schwerpunkte von Psychotherapie bei Stimmen/Halluzinationen wider. Sollten Sie sich nach dem Lesen dieses Ratgebers für eine Psychotherapie entscheiden, kann die Erfahrung mit den verschiedenen hier vermittelten Ansätzen auch als eine Orientierung dafür dienen, was Sie vielleicht in einer Therapie weiterverfolgen möchten.

Die kognitive Verhaltenstherapie bei Stimmen/Halluzinationen als Symptom einer Schizophrenie führt nach der gegenwärtigen wissenschaftlichen Kenntnislage zu ähnlichen Verbesserungen wie eine Behandlung mit Medikamenten (wobei die deutlichsten Verbesserungen bei einer Kombination gemessen werden; Morrison et al., 2018). Auch durch Psychotherapie allein gibt es also Besserung bei einigen, aber nicht allen Patientinnen und Patienten. Daher wird heute versucht, Stimmen/Halluzinationen möglichst mit einer Kombination aus Psychotherapie und Medikamenten zu behandeln.

4.4 Die richtige Wahl treffen – Was ist die passende Unterstützung für mich?

Genauso wie sich Stimmen/Halluzinationen von Person zu Person unterscheiden können, können sich auch sehr unterschiedliche Ansätze als hilfreich herausstellen. Vielleicht wird nicht jede Form der Hilfe für Sie passen. Deshalb ist es umso wichtiger, dass Sie verschiedene Angebote ausprobieren, bis Sie das Richtige für sich gefunden haben. Bedenken Sie aber auch: Nicht jede Form der Unterstützung hilft sofort. Das bedeutet, dass Sie bei jeder Behandlungsform eine Weile „am Ball bleiben“ müssen, damit sich eine Besserung einstellen kann. Die meisten Medikamente brauchen mehrere Wochen, bis sie optimal wirken. Die Wirkung von Psychotherapie zeigt sich erst, nachdem man neue Wege, mit den Stimmen/Halluzinationen umzugehen, eingeübt hat. Entscheiden Sie sich deshalb bewusst für jede Form der Behandlung, die Sie beginnen, und haben Sie Geduld. Und sollte etwas für Sie nicht funktionieren, verlieren Sie nicht den Mut, weitere Strategien auszuprobieren. Der Weg zum optimalen Umgang mit Stimmen/Halluzinationen kann für einige Menschen etwas länger sein als für andere. Verstehen Sie das nicht als Grund, die Hoffnung zu verlieren, auch wenn Sie enttäuschende Momente erleben. Manchmal erweist sich die nächste Alternative als genau das, wonach Sie gesucht haben.

5 Wie können Freunde, Partner und Verwandte helfen?

Die Unterstützung durch Partner, Familie und Freunde kann eine große und wichtige Form der Hilfe sein. Gleichzeitig ist es oft sowohl für Menschen mit Stimmen/Halluzinationen als auch für Angehörige anfangs gar nicht so einfach, eine gute Gesprächsbasis zu finden.

Wenn Sie als betroffene Person mit Menschen aus Ihrem Umfeld über Ihre Erfahrungen reden wollen, machen Sie sich im Vorfeld klar, dass Stimmen und Halluzinationen für Ihre Angehörigen möglicherweise komplettes Neuland sind. Stellen Sie sich darauf ein, dass viele Nachfragen kommen könnten. Überlegen Sie gleichzeitig, wie Sie von Ihren Erfahrungen berichten wollen, welche Eindrücke Sie teilen wollen und ob Sie vielleicht Einzelheiten, die Ihnen selbst unangenehm sind, ausklammern möchten. Oftmals findet sich durch Klarheit über die eigenen Grenzen auch eine Möglichkeit, offen damit umzugehen. So ist es für viele oft erstmal sehr unangenehm, Beleidigungen von Stimmen im Gespräch mit anderen wortwörtlich zu wiederholen. Hier kann es schon helfen, sich darauf einzustellen, diese Grenze klar zu benennen (z.B. „Die Stimme sagt manchmal schlimmste Beleidigungen und ich möchte das gar nicht aussprechen").

5.1 Hilfreiche Gesprächshaltung für Freunde und Angehörige

Für Sie als Angehöriger ist es umgekehrt wichtig, sich von vornherein klarzumachen, dass Stimmen/Halluzinationen zur Lebensrealität Ihres Gegenübers gehören. Jeder Mensch, der Stimmen/Halluzinationen erlebt, ist auf einer eigenen Reise im Umgang mit seinem Erleben. *Seien Sie geduldig.* Meist braucht es einige Zeit, bis Betroffene sich bereit fühlen, über ihr Erleben zu sprechen. Bieten Sie ein offenes Ohr (z.B. mit einem einfachen Satz wie „Möchtest du vielleicht über das reden, was in dir vorgeht? Vielleicht hilft das"). Aber überlassen Sie es Ihrem Gegenüber, ob und wann sie oder er Ihr

Angebot annimmt. Wenn ein Gespräch zustande kommt, *begegnen Sie Ihrem Gesprächspartner mit Akzeptanz und Verständnis*: Akzeptieren Sie, dass Stimmen/Halluzinationen reale Folgen haben. Versuchen Sie, sich in die Situation hineinzuversetzen und nachzufühlen, wie Sie sich fühlen würden, Stimmen/Halluzinationen zu hören. Falls Ihnen das schwerfällt, machen Sie vielleicht einmal eine Selbsterfahrungsübung (vgl. Kasten). Respektieren Sie es, wenn Ihr Gegenüber auf einzelne Fragen zunächst nicht antwortet. Häufig hat es einen guten Grund, wenn sich jemand etwas schwertut, zu wiederholen, was die Stimmen genau sagen (z. B., weil die Aussagen sehr explizit, sehr negativ oder beschämend sind).

Stimmenhören nachempfinden – eine Selbsterfahrungsübung

Für diese Übung benötigen Sie ein bis drei Personen, die Sie unterstützen:

- Wenn Sie mindestens zwei Personen haben, die sie unterstützen, kann die Aufgabe sein, ein Gespräch über ein selbst gewähltes Thema mit einer der Personen (einem „Gesprächspartner“) zu führen.
- Haben Sie nur eine Person, die Sie bei der Übung unterstützt, bietet es sich an, kein Gespräch zu führen, sondern einen Text oder eine Audioaufnahme herauszusuchen. Legen Sie sich dafür Papier und einen Stift bereit, um den Text abzuschreiben bzw. die Aufnahme mitzuschreiben.

Bitten Sie nun die übrigen ein bis zwei Personen (die „Stimmen“) darum, sich hinter Sie zu stellen und Ihnen in jeweils ein Ohr zu sprechen. Das können zum Beispiel Beleidigungen sein, Kommentare zu dem, was Sie machen, Komplimente, oder einfach einzelne Wörter.

Versuchen Sie für einige Minuten Ihre Aufgabe, also ein Gespräch zu führen, einen Text abzuschreiben bzw. sich eine Audioaufnahme anzuhören und mitzuschreiben, zu erledigen, während die „Stimmen“ auf Sie einreden. Was erleben Sie bei dem Versuch? Wie fühlt sich diese Situation an?

Schließlich gilt für beide Gesprächspartner: Achten Sie auf Ihre eigenen Gefühle während des Gesprächs. Es kann durchaus sein, dass Sie der Gesprächsinhalt aufregt, belastet oder dass Sie enttäuscht sind, wenn Ihr Gegenüber anders reagiert, als Sie es sich wünschen. Nehmen Sie solche Gefühle bewusst wahr und machen Sie sich klar, dass Sie natürlich Gefühle in einem solchen Gespräch haben dürfen und sie diese auch an der passenden Stelle respektvoll zeigen können. Lassen Sie sich jedoch nicht dazu verleiten, Ihr Gegenüber zu unterbrechen, zu kritisieren oder selbst in eine Abwehrhaltung zu verfallen. Zeigen Sie Ihre Liebe und Zuneigung und respektieren Sie die Sicht Ihres Gegenübers.

Regeln für aktives Zuhören als Mittel für ein gelungenes Gespräch

In der gemeinsamen Beratung von Menschen mit Stimmen/Halluzinationen und ihren Angehörigen haben sich Kommunikationstrainings als sehr hilfreich erwiesen. Im Kern dieser Kommunikationstrainings werden Gespräche über schwierige, belastende Themen nach festen Regeln geführt, die dazu beitragen, dass alle Gesprächspartner *respektvoll aus ihrer persönlichen Sichtweise* heraus sprechen und in der Rolle der Zuhörenden *Verständnis für ihre Gesprächspartner gewinnen.* Wenn Sie bemerken, dass Gespräche mit Angehörigen oder Vertrauenspersonen häufiger entgleisen, lohnt es sich vielleicht, Gespräche nach diesen festen Regeln für Sprecher und Zuhörer zu führen (vgl. auch Arbeitsblatt 9).

Eine Zusammenfassung der Gesprächsregeln finden Sie auf Arbeitsblatt 9 (vgl. Anhang, Seite 91f.).

5.2 Praktische Unterstützung

Für einige Menschen mit Stimmen/Halluzinationen können Angehörige außerdem *wichtige Helfer bei der Suche nach geeigneter professioneller Hilfe* sein, zum Beispiel, indem sie als Vertrauensperson bei einem ersten Termin in einer psychiatrischen oder psychotherapeutischen Praxis dabei sind. Bei einem solchen Termin können Vertrauenspersonen als „Anwalt" für die Wünsche und Meinungen der betroffenen Person auftreten. So können sie helfen, wenn man sich unter Druck gesetzt oder von einer medizinischen Behandlungssituation eingeschüchtert fühlt. Ebenso kann es eine große praktische Hilfe sein, wenn Angehörige nach einer Krise oder Krankheitsphase, in der Stimmen/Halluzinationen besonders belastend waren, die Rückkehr in den Alltag unterstützen, etwa durch Verabredungen für gemeinsame Hobbys, zu Kinobesuchen, zum Ausgehen oder andere angenehme Aktivitäten.

5.3 Hilfe für Freunde und Verwandte – Umgang mit eigener Belastung

Auch Freunde und Verwandte kann es mitunter sehr mitnehmen, wenn sie Menschen mit Stimmen/Halluzinationen durch schwere Zeiten begleiten – vielleicht, weil es sie verletzt, wie sich ihr Gegenüber mehr und mehr zurückzieht oder weil sie sich Sorgen machen, wenn ihre Angehörige bzw. ihr Angehöriger sich immer öfter mit belastenden Stimmen auseinandersetzen muss. Auch Sie als Freunde oder Verwandte stehen dabei unter Stress und können trotz bester Absichten kritisierend, feindselig oder aber übermäßig „bemutternd" reagieren (als wäre die betroffene Person ein kleines Kind). Sollten Sie bemerken, dass Sie in Stress geraten oder dass Sie in ungünstige Verhaltensmuster fallen, ist es oft sinnvoll, sich selbst Unterstützung zu suchen. Viele Einrichtungen (z. B. psychiatrische Kliniken) haben inzwischen eigene Angebote für diesen Zweck, sie bieten beispielsweise Gruppensitzungen für Angehörige von Menschen mit psychischen Störungen an.

Wenn sich eine Ihnen nahestehende Person wegen ihrer belastenden Stimmen/Halluzinationen in professionelle Behandlung begibt, kann es sinnvoll sein, als Gast an einigen Terminen mit teilzunehmen. Besonders enge Angehörige wie Partner oder Eltern von jungen Menschen mit Stimmen/Halluzinationen können beispielsweise im Rahmen einiger Sitzungen einer Psychotherapie gemeinsam mit der betroffenen Person eingefahrene Verhaltensmuster aufbrechen und so gemeinsam an Lösungswegen aus der Belastungsphase arbeiten.

Anhang

Zitierte Literatur

Beavan, V. & Read, J. (2010). Hearing voices and listening to what they say. *Journal of Nervous & Mental Disease, 198*(3), 201–205. https://doi.org/10.1097/NMD.0b013e3181d14612

Beavan, V., Read, J. & Cartwright, C. (2011). The prevalence of voice-hearers in the general population: A literature review. *Journal of Mental Health, 20*(3), 281–292. https://doi.org/10.3109/09638237.2011.562262

Corstens, D. & Longden, E. (2013). The origins of voices: Links between life history and voice hearing in a survey of 100 cases. *Psychosis, 5*(3), 270–285. https://doi.org/10.1080/17522439.2013.816337

Coughlan, H., Humphries, N., Clarke, M. C., Healy, C. & Cannon, M. (2022). Psychotic-like experiences? Trajectories and typologies of hallucinations and delusions from early adolescence to early adulthood in a population-based sample of Irish youth. *Irish Journal of Psychological Medicine, 39*(2), 207–222. https://doi.org/10.1017/ipm.2021.31

Dein, S. & Littlewood, R. (2007). The voice of God. *Anthropology & Medicine, 14*(2), 213–228. https://doi.org/10.1080/13648470701381515

de Leede-Smith, S. & Barkus, E. (2013). A comprehensive review of auditory verbal hallucinations: Lifetime prevalence, correlates and mechanisms in healthy and clinical individuals. *Frontiers in Human Neuroscience, 7*, 367. https://doi.org/10.3389/fnhum.2013.00367

Goldstone, E., Farhall, J. & Ong, B. (2012). Modelling the emergence of hallucinations: Early acquired vulnerabilities, proximal life stressors and maladaptive psychological processes. *Social Psychiatry and Psychiatric Epidemiology, 47*(9), 1367–1380. https://doi.org/10.1007/s00127-011-0446-9

González, J. C., Aguilar, E. J., Berenguer, V., Leal, C. & Sanjuan, J. (2006). Persistent auditory hallucinations. *Psychopathology, 39*(3), 120–125. https://doi.org/10.1159/000091796

Hearing Voices Network. (2012). *Famous people who hear voices*. Verfügbar unter: https://www.hearing-voices.org/about-voices/famous-people/

Hearing Voices Network Ireland. (2014). *Some famous people who have talked about hearing voices*. Verfügbar unter: http://hearingvoicesnetworkireland.ie/wp-content/uploads/2014/12/2.pdf

Hoffman, R. E. (2007). A social deafferentation hypothesis for induction of active schizophrenia. *Schizophrenia Bulletin, 33*(5), 1066–1070. https://doi.org/10.1093/schbul/sbm079

Kimhy, D., Wall, M. M., Hansen, M. C., Vakhrusheva, J., Choi, C. J., Delespaul, P. et al. (2017). Autonomic regulation and auditory hallucinations in individuals with schizophrenia: An experience sampling study. *Schizophrenia Bulletin, 43*(4), 754–763. https://doi.org/10.1093/schbul/sbw219

Köhler-Forsberg, O., Madsen, T., Behrendt-Møller, I. & Nordentoft, M. (2022). The 10-year trajectories of auditory hallucinations among 496 patients with a first schizophrenia-spectrum disorder: Findings from the OPUS cohort. *Schizophrenia Research, 243*, 385–391. https://doi.org/10.1016/j.schres.2021.06.033

Kråkvik, B., Larøi, F., Kalhovde, A. M., Hugdahl, K., Kompus, K., Salvesen, Ø. et al. (2015). Prevalence of auditory verbal hallucinations in a general population: A group comparison study. *Scandinavian Journal of Psychology, 56*(5), 508–515. https://doi.org/10.1111/sjop.12236

McCarthy-Jones, S., Trauer, T., Mackinnon, A., Sims, E., Thomas, N. & Copolov, D. L. (2014). A new phenomenological survey of auditory hallucinations: Evidence for subtypes and implications for theory and practice. *Schizophrenia Bulletin, 40*(1), 231–235. https://doi.org/10.1093/schbul/sbs156

Morrison, A. P., Law, H., Carter, L., Sellers, R., Emsley, R., Pyle, M. et al. (2018). Antipsychotic drugs versus cognitive behavioural therapy versus a combination of both in people with psychosis: A randomised controlled pilot and feasibility study. *Lancet Psychiatry, 5*(5), 411–423. https://doi.org/10.1016/S2215-0366(18)30096-8

Rollins, C. P. E., Garrison, J. R., Simons, J. S., Rowe, J. B., O'Callaghan, C., Murray, G. K. et al. (2019). Meta-analytic evidence for the plurality of mechanisms in transdiagnostic structural MRI studies of hallucination status. *EClinicalMedicine, 8,* 57–71. https://doi.org/10.1016/j.eclinm.2019.01.012

Romme, M. & Escher, S. (2013). *Stimmenhören verstehen. Der Leitfaden für die Arbeit mit Stimmenhörern*. Bonn: Psychiatrie-Verlag.

Schlier, B., Krkovic, K., Clamor, A. & Lincoln, T. M. (2019). Autonomic arousal during psychosis spectrum experiences: Results from a high resolution ambulatory assessment study over the course of symptom on- and offset. *Schizophrenia Research, 212,* 163–170. https://doi.org/10.1016/j.schres.2019.07.046

Voice Collective. (2015). *Famous people who hear (or have heard) voices*. Verfügbar unter: https://www.voicecollective.co.uk/about-voices/who-hears-voices/

Weiss, A. P. & Heckers, S. (1999). Neuroimaging of hallucinations: A review of the literature. *Psychiatry Research: Neuroimaging, 92*(2–3), 61–74. https://doi.org/10.1016/S0925-4927(99)00041-4

Literaturempfehlungen und hilfreiche Internetlinks

Anregungen zur Selbsthilfe:

- Romme, M. & Escher, S. (2013). *Stimmenhören verstehen. Der Leitfaden für die Arbeit mit Stimmenhörern*. Bonn: Psychiatrie-Verlag.
- Hayward, M., Kingdon, D. & Strauss, C. (2018). *Overcoming distressing voices*. London: Little, Brown Book Group. (Selbsthilfebuch in englischer Sprache)

Berichte von Menschen mit Stimmen/Halluzinationen:

- Krug-Metzinger, A. (2015). *Stimmen im Kopf*. (ARTE-Dokumentation). Video verfügbar unter: https://www.youtube.com/watch?v=8NBOTmlgErI
- Romme, M., Escher, S., Dillon, J., Corstens, D. & Morris, M. (2013). *Living with Voices: 50 stories of recovery*. Monmouth: PCCS Books. (Erfahrungsberichte in englischer Sprache)
- Longden, E. (2013). *Die Stimmen in meinem Kopf*. Verfügbar unter: www.ted.com/talks/eleanor_longden_the_voices_in_my_head (Video in englischer Sprache mit deutschen Untertiteln)

Material zur Durchführung von Entspannungsübungen:

- Progressive Muskelentspannung: www.tk.de/techniker/magazin/life-balance/aktiv-entspannen/progressive-muskelentspannung-zum-download-2021142
- Progressive Muskelentspannung: https://www.aok.de/pk/magazin/wohlbefinden/entspannung/progressive-muskelentspannung/

Vereine und andere Organisationen:

- Netzwerk Stimmenhören e. V. (Berlin): www.stimmenhoeren.de
- Irre menschlich Hamburg e. V.: www.irremenschlich.de
- Hearing Voices Network: www.hearing-voices.org (London, in englischer Sprache, weltweit aktiv)
- Intervoice: www.intervoiceonline.org (London, in englischer Sprache).

Arbeitsblätter

Arbeitsblatt: Protokollbogen Stimmenhörer/ Halluzinationen 1

Teil 1: Die Situation genau beschreiben

Was habe ich gehört? Was sagen Stimmen zu mir oder über mich?

____

____

Wie lange dauerte es (Minuten, Stunden)? ____________________

Das Gesagte ist ... (Zutreffendes bitte ankreuzen)

☐ komplett positiv ☐ eher positiv ☐ teils/teils ☐ eher negativ ☐ komplett negativ

Was habe ich dadurch gefühlt? (Zutreffendes bitte ankreuzen)

☐ Angst ☐ Traurigkeit ☐ Wut ☐ Freude
☐ Scham ☐ Schuld ☐ Ekel ☐ Überraschung
☐ etwas anderes, und zwar: ____________________

____

Habe ich mich wegen der Stimme/Halluzination anders verhalten, als ich wollte?

☐ Nein ☐ Ja, und zwar habe ich Folgendes anders gemacht:

____

____

Ist sonst etwas auffällig (ist die Stimme z.B. lauter als sonst oder sagt sie etwas anderes bzw. Neues)?

____

____

Arbeitsblatt: Protokollbogen Stimmenhören/ Halluzinationen (Forts.) 1

Teil 2: Die Auslöser und die eigene Reaktion verstehen

Was war passiert, bevor die Stimme/Halluzination anfing?

____

____

Kann ich etwas an den Situationen ändern, die Halluzinationen auslösen?

☐ Nein ☐ Ja, und zwar Folgendes: ____________________

____

____

Wie bin ich mit der Stimme/Halluzination umgegangen?

____

____

Welche Wirkung hatte das? Was ist nach meinem Verhalten passiert?

____

____

Hat mir mein Verhalten geholfen?

☐ Ja ☐ teilweise ☐ Nein

Wie will ich beim nächsten Mal reagieren?

____

____

Arbeitsblatt: Mögliche Selbsthilfestrategien bei Stimmen/Halluzinationen 2

Selbstberuhigung und Selbstfürsorge:

- Etwas Schönes lesen.
- Sich vertraute Bilder anschauen.
- Sich eine bestimmte schöne Erinnerung ins Gedächtnis rufen.
- Beten.
- Meditieren.
- Entspannungsübungen durchführen.
- Die eigene Körperhaltung wahrnehmen und eine entspannte Position einnehmen.
- Sich in eine ruhige Umgebung zurückziehen.
- Die eigenen Gefühle wahrnehmen, beschreiben (evtl. aufschreiben) und sie dann bewusst loslassen.
- Sich selbst etwas Gutes tun (z. B. ein warmes Getränk zubereiten, sich Süßigkeiten gönnen).
- Mit einem Stofftier kuscheln.
- Eine Liste mit den eigenen positiven Eigenschaften oder Dingen, die man erreicht hat, anfertigen.
- Negative Inhalte kontern: Etwas Positives über sich selbst aussprechen und 10-, 20- oder 50-mal wiederholen.
- Positive Aussagen (z. B. mithilfe des Smartphones) aufnehmen und sich selbst wieder vorspielen.

Externe Reize setzen mit dem Ziel, durch die Lenkung der Aufmerksamkeit auf die Außenwelt, sich von Stimmen/ Halluzinationen zu lösen:

- Eine Sendung oder einen Film im TV anschauen.
- Über Kopfhörer Musik hören.
- Kraftvoll auf einen Stressball oder Therapieknete drücken.
- Einen Spaziergang machen (und dabei auf die Umgebung achten, nachspüren, wie die Füße bei jedem Schritt Kontakt zum Boden haben, etc.).
- Ein Hörbuch oder einen Podcast hören.
- Sich Wasser ins Gesicht spritzen (und dabei genau spüren, wie sich das Wasser anfühlt, welche Temperatur es hat, wie sich das Handtuch beim Abtrocknen anfühlt, etc.).

Arbeitsblatt: Mögliche Selbsthilfestrategien bei Stimmen/Halluzinationen (Forts.) 2

- Das Radio anmachen.
- Parfüm oder Raumduft versprühen.
- Ein Bad nehmen oder ein Fußbad nehmen.

Gedankliche Ablenkung mit dem Ziel, durch die Lenkung der Aufmerksamkeit auf andere gedankliche Prozesse, sich von Stimmen/Halluzinationen zu lösen:

- Kreuzworträtsel, Sudokus oder andere Rätselspiele lösen.
- Knobelspiele oder Puzzles machen.
- *Zählübungen:* z. B. in 7er-Schritten rückwärts von 1.000 runterzählen.
- *Assoziationsspiel:* Sich einen Oberbegriff ausdenken (z. B. „Wiese") und zu diesem Begriff passende Wörter hinzufügen („Blume", „Duft", „Gras" usw.).
- *Begriffsketten bilden:* Hierzu wird aus einer bestimmten Kategorie (z. B. Tiergattung) ein Begriff ausgewählt (z. B. „Elefant"). Der letzte Buchstabe des Begriffs (in diesem Fall T) soll dann Anfangsbuchstabe für einen neuen Begriff aus der Kategorie sein (z. B. „Tiger") und so weiter.
- *5-4-3-2-1-Technik:* Nennen Sie fünf Dinge, die Sie sehen, vier Dinge, die Sie hören, drei Dinge, die Sie riechen, zwei Dinge, die Sie fühlen und eine Sache, die Sie schmecken.
- *10 tiefe Atemzüge:* Nehmen Sie zehn tiefe Atemzüge. Achten Sie voll und ganz auf jeden Atemzug. Von der Einatmung bis zur Ausatmung. Zählen Sie die Atemzüge bei jeder Ausatmung.

Aktiv werden:

- Einem Hobby nachgehen.
- Etwas malen oder zeichnen.
- Handwerken (z. B. etwas reparieren oder zusammenbauen, stricken, nähen).
- Aufräumen/putzen.
- Ein Instrument spielen.
- Sport treiben (laufen, schwimmen, tanzen, Kraftsport betreiben, etc.).

Arbeitsblatt: Mögliche Selbsthilfestrategien bei Stimmen/Halluzinationen (Forts.) 2

- Computerspiele spielen.
- Kochen oder backen.
- Sich um Pflanzen kümmern (egal, ob im Garten, auf dem Balkon oder um die Zimmerpflanzen in der Wohnung).
- Yoga üben.

Vokalisieren mit dem Ziel, durch die laute Aussprache des Gelesenen/Gesungenen die im Kopf produzierte Stimme zu übertönen:

- Ein Gespräch führen.
- Ein Buch laut vorlesen.
- Singen.
- Ein Gedicht vortragen.
- Rappen.
- Einen Brief schreiben.

Beziehungen nutzen:

- Small Talk mit anderen führen.
- Bewusst bei einem Gespräch zuhören und sich darauf konzentrieren.
- Mit einer vertrauten Person telefonieren.
- Sich mit jemandem treffen, jemanden besuchen.
- Einer Vertrauensperson von der Belastung durch Stimmen/Halluzinationen erzählen.
- Zeit mit einem Haustier verbringen.

Arbeitsblatt: Die passenden Bewältigungsstrategien finden

3

- Wählen Sie drei bis fünf Strategien aus der Liste auf dem Arbeitsblatt 2 aus und tragen Sie sie hier ein. Wenn Sie belastende Stimmen/Halluzinationen hören, probieren Sie eine der Strategien aus.
- Notieren Sie jedes Mal, wenn Sie eine Strategie ausprobiert haben (Datum/Uhrzeit oder ein Stichwort) und bewerten Sie den Versuch mit einer Punktzahl von 1 = „hat mir gar nicht geholfen" bis 10 = „hat mir bestmöglich geholfen".
- Hilfreiche Strategien können Sie (a) an der immer oder häufig hohen Punktzahl oder (b) an der zunehmend höher werdenden Punktzahl bei stetiger Wiederholung der Strategie erkennen.

Strategie 1:		Strategie 2:		Strategie 3:		Strategie 4:		Strategie 5:	
ausprobiert am (Datum)	**Punkte (1–10)**	**ausprobiert am (Datum)**	**Punkte (1–10)**	**ausprobiert am (Datum)**	**Punkte (1–10)**	**ausprobiert am (Datum)**	**Punkte (1–10)**	**ausprobiert am (Datum)**	**Punkte (1–10)**
1.		1.		1.		1.		1.	
2.		2.		2.		2.		2.	
3.		3.		3.		3.		3.	
4.		4.		4.		4.		4.	
5.		5.		5.		5.		5.	
6.		6.		6.		6.		6.	
7.		7.		7.		7.		7.	
8.		8.		8.		8.		8.	
9.		9.		9.		9.		9.	
10.		10.		10.		10.		10.	

Arbeitsblatt: Typische negative Überzeugungen erkennen 4

- Kreuzen Sie an, welche Gedanken und Bewertungen Sie von sich selbst kennen.
- Wenn Sie fertig sind, gehen Sie alle Aussagen, die Sie mit „Ja" angekreuzt haben, noch einmal durch: Welche Überzeugungen davon sind für Sie aktuell besonders relevant?

Gedanke/Überzeugung	So habe ich selbst schon gedacht	
Negative Überzeugungen über Stimmen/Halluzinationen		
Die Stimmen/Halluzinationen sind eine Strafe für etwas, das ich getan habe.	☐ Ja	☐ Nein
Meine Stimmen/Halluzinationen geben mir das Gefühl, nutzlos zu sein.	☐ Ja	☐ Nein
Die Stimmen/Halluzinationen jagen mich ohne Grund.	☐ Ja	☐ Nein
Meine Stimmen sind böse.	☐ Ja	☐ Nein
Die Stimmen/Halluzinationen wollen mich verderben.	☐ Ja	☐ Nein
Ich muss mich vor meinen Stimmen in Acht nehmen.	☐ Ja	☐ Nein
Meine Stimmen erinnern mich dauernd an alles, was ich falsch mache.	☐ Ja	☐ Nein
Meine Stimmen/Halluzinationen sind schlecht.	☐ Ja	☐ Nein
Meine Stimmen wollen mir schaden.	☐ Ja	☐ Nein
Überzeugungen über die Macht von Stimmen/Halluzinationen		
Meine Stimmen/Halluzinationen sind sehr mächtig.	☐ Ja	☐ Nein
Die Stimmen/Halluzinationen lassen mir keine Zeit für mich.	☐ Ja	☐ Nein
Ich kann meine Stimmen/Halluzinationen nicht kontrollieren.	☐ Ja	☐ Nein
Die Stimmen/Halluzinationen zwingen mich, Dinge zu tun, die ich nicht tun will.	☐ Ja	☐ Nein
Meine Stimmen scheinen alles über mich zu wissen.	☐ Ja	☐ Nein
Meine Stimmen werden mich verletzen, falls ich nicht tue, was sie sagen.	☐ Ja	☐ Nein
Die Stimmen/Halluzinationen beherrschen mein Leben.	☐ Ja	☐ Nein

Arbeitsblatt: Typische negative Überzeugungen erkennen (Forts.) 4

Gedanke/Überzeugung	So habe ich selbst schon gedacht	
Negative Überzeugungen über die Bedeutung von Stimmenhören/Halluzinieren		
Die Stimmen/Halluzinationen zeigen, es geht mit mir bergab.	☐ Ja	☐ Nein
Die Stimmen/Halluzinationen werden immer schlimmer werden.	☐ Ja	☐ Nein
Mit den Stimmen/Halluzinationen werde ich nie wieder glücklich werden.	☐ Ja	☐ Nein
Wer Stimmen/Halluzinationen hat, ist verrückt.	☐ Ja	☐ Nein
Mit Stimmen/Halluzinationen werde ich nie ein normales Leben führen.	☐ Ja	☐ Nein
Es gibt nichts, was mir mit meinen Stimmen/Halluzinationen noch helfen kann.	☐ Ja	☐ Nein
Positive Annahmen über Stimmen/Halluzinationen		
Meine Stimmen wollen mir helfen.	☐ Ja	☐ Nein
Meine Stimmen/Halluzinationen helfen mir dabei, schlimme Dinge zu ertragen.	☐ Ja	☐ Nein
Ich bin dankbar für meine Stimmen/Halluzinationen.	☐ Ja	☐ Nein
Meine Stimmen/Halluzinationen beschützen mich.	☐ Ja	☐ Nein
Meine Stimmen/Halluzinationen helfen mir, meine Ziele im Leben zu erreichen.	☐ Ja	☐ Nein

Arbeitsblatt: Das ABC-Schema – Gedanken und Bewertungen betrachten

5

(A) Auslöser/Situation	**(B) Bewertung**	**(C) Konsequenzen**
Was genau sagt die Stimme? Wie lässt sich die Halluzination konkret beschreiben?	Meine Bewertung:	Wie fühle ich mich dadurch? Wie reagiere ich darauf? Welches Verhalten zeige ich?

Arbeitsblatt: Indizien sammeln, um Gedanken und Bewertungen zu prüfen — 6

Bewertung/Gedanke: ______________________________

____

____

Anhaltspunkte dafür	**Anhaltspunkte dagegen**

Neue Bewertung, die besser zu allen Pro-/Contra-Punkten passt:

____

____

____

____

Arbeitsblatt: Vier-Felder-Schema 7

Bewertung/Gedanke: ______________________________

____

____

Die Bewertung beibehalten	Die Bewertung verwerfen
Vorteile/Gründe dafür:	Vorteile/Gründe dafür:
Nachteile/Gründe dagegen:	Nachteile/Gründe dagegen:

Entscheidung:

____

____

____

____

Arbeitsblatt: Gegenüber Stimmen selbstbewusst die eigene Meinung vertreten **8**

Die Stimme sagt:

____

____

Schritt 1: Ich höre, was du sagst. Ich höre, dass ...

____

____

Schritt 2: Ich denke/fühle manchmal selbst, dass ...

____

____

Schritt 3: Ich sehe das trotzdem ein bisschen anders, und zwar ...

____

____

Schritt 4: Ich sehe das anders, weil ...

1. ____
2. ____
3. ____

(Antwort mehrfach wiederholen und alle Argumente nennen.)

Schritt 5: Ich habe alles gesagt und gehe jetzt.

Exit-Strategie:

____

____

Arbeitsblatt: Mit Angehörigen über schwierige Themen sprechen

9

Grundprinzip

- Die folgenden Gesprächsregeln dienen dazu, Gespräche über schwierige Themen (wie belastende Stimmen/Halluzinationen) so zu gestalten, dass alle Beteiligten möglichst *konkret und respektvoll über ihre persönliche Sichtweise sprechen.*
- Gleichzeitig soll *aktives Zuhören* erleichtern, dass jeder sich besser in die Position des anderen hineinversetzen und dessen Anliegen verstehen kann.
- Gespräche nach diesen Regeln dauern in der Regel länger und verlaufen gerade am Anfang langsamer, weil Raum für Rückfragen und Erklärungen geschaffen wird. Das ist ganz normal und Teil der Verbesserung der Gesprächskultur.

Allgemeine Regeln

- Es gibt immer eine Person, die in der *Rolle der Sprecherin bzw. des Sprechers* ist und eine Person, die die *Rolle der Zuhörerin bzw. des Zuhörers* hat.
- Lassen Sie die Sprecherin bzw. den Sprecher zunächst ausreden, unterbrechen Sie die Person nicht.
- Wechseln Sie Sprecher- und Zuhörerrolle erst, wenn alle Rückfragen geklärt sind und die Sprecherin bzw. der Sprecher bestätigt, dass die Wiedergabe der Zuhörerin bzw. des Zuhörers richtig ist.
- Wenn Sie über emotional aufwühlende Themen sprechen, verwenden Sie möglichst Ich-Botschaften (z. B. „Ich fühle dabei …“, „Mein Eindruck ist …“) und bleiben Sie bei konkreten Situationen (d. h. vermeiden Sie Verallgemeinerungen wie „das ist immer“, „jedes Mal“ o. Ä.).

Arbeitsblatt: Mit Angehörigen über schwierige Themen sprechen (Forts.) 9

Regeln für Sprechende

1. Schauen Sie Ihren Gesprächspartner an.

Wenn Sie positive oder negative Gefühle äußern möchten:

2. Beschreiben Sie genau, was der Auslöser der Gefühle war (konkrete Beobachtungen, Verhaltensweisen, Wahrnehmungen).
3. Beschreiben Sie, was Sie dabei gefühlt haben.

Wenn Sie Wünsche äußern möchten:

4. Beschreiben Sie genau, worum Sie Ihren Gesprächspartner bitten (konkrete Änderungen des Verhaltens).
5. Beschreiben Sie, wie Sie sich dann fühlen.

Regeln für Zuhörende

1. Schauen Sie Ihre Gesprächspartnerin bzw. Ihren Gesprächspartner an, während sie bzw. er spricht.
2. Hören Sie aufnehmend zu und signalisieren Sie, dass Ihr Gegenüber Ihre Aufmerksamkeit hat (z. B. durch Äußerungen wie „Aha“, „Mhm“ oder „Ah ja“ oder durch Gesten wie zum Beispiel Kopfnicken).
3. Fragen Sie nach, wenn Ihnen noch etwas unklar ist.
4. Fassen Sie das, was Sie gehört haben, zusammen und melden Sie es zurück.

Wenn die Zusammenfassung noch nicht ganz richtig ist:

5. Wiederholen Sie Schritt 1 bis 4.

Sobald bestätigt wird, dass die Zusammenfassung richtig ist:

6. *Wechsel der Sprecher- und Zuhörerrolle:* Tauschen Sie mit Ihrem Gegenüber die Rollen und befolgen Sie dieselben Regeln, wenn Sie auf das Gesagte antworten.

Buchtipps

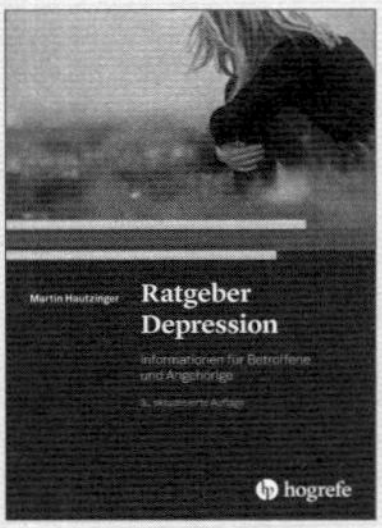

M. Hautzinger

Ratgeber Depression

Informationen für Betroffene und Angehörige

Reihe: Ratgeber zur Reihe Fortschritte der Psychotherapie, Band 13

Der Ratgeber klärt Betroffene und Angehörige über die Symptome, den Verlauf und die Ursachen von Depressionen auf. Er informiert über Behandlungsmöglichkeiten und stellt Selbsthilfemöglichkeiten vor.

3., aktualisierte Auflage 2022, 77 Seiten, Kleinformat, € 9,95 (DE) / € 10,30 (AT) / CHF 14.50, ISBN 978-3-8017-3168-7 Dieser Titel ist auch als eBook erhältlich.

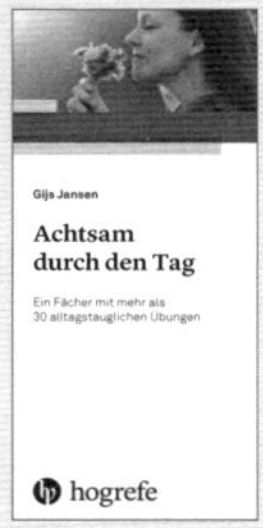

G. Jansen

Achtsam durch den Tag

Ein Fächer mit mehr als 30 alltagstauglichen Übungen

Der Fächer enthält über 30 Achtsamkeitsübungen, mit denen Sie vor allem lernen, Ihre Wahrnehmung zu schärfen und offen zu sein für das, was sich im Hier und Jetzt ereignet. Der Fächer ist ein praktischer Begleiter für alle, die Achtsamkeit praktizieren und sich selbst und ihre Umgebung neu erkunden wollen.

2020, 54 Seiten, Kleinformat, € 16,95 (DE) / € 17,50 (AT) / CHF 23.90, ISBN 978-3-8017-3034-5

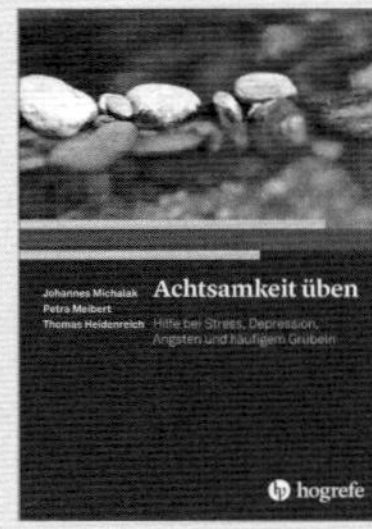

J. Michalak / P. Meibert / T. Heidenreich

Achtsamkeit üben

Hilfe bei Stress, Depression, Ängsten und häufigem Grübeln

Reihe: Ratgeber zur Reihe Fortschritte der Psychotherapie, Band 40

Der Ratgeber informiert darüber, was Achtsamkeit ist, wie Achtsamkeit wirkt und wie sie geübt werden kann. Er erläutert den Aufbau verschiedener achtsamkeitsbasierter Therapieprogramme und stellt verschiedene Achtsamkeitsübungen vor.

2017, 65 Seiten, Kleinformat, € 8,95 (DE) / € 9,20 (AT) / CHF 12.90, ISBN 978-3-8017-2676-8 Dieser Titel ist auch als eBook erhältlich.

www.hogrefe.com

hogrefe